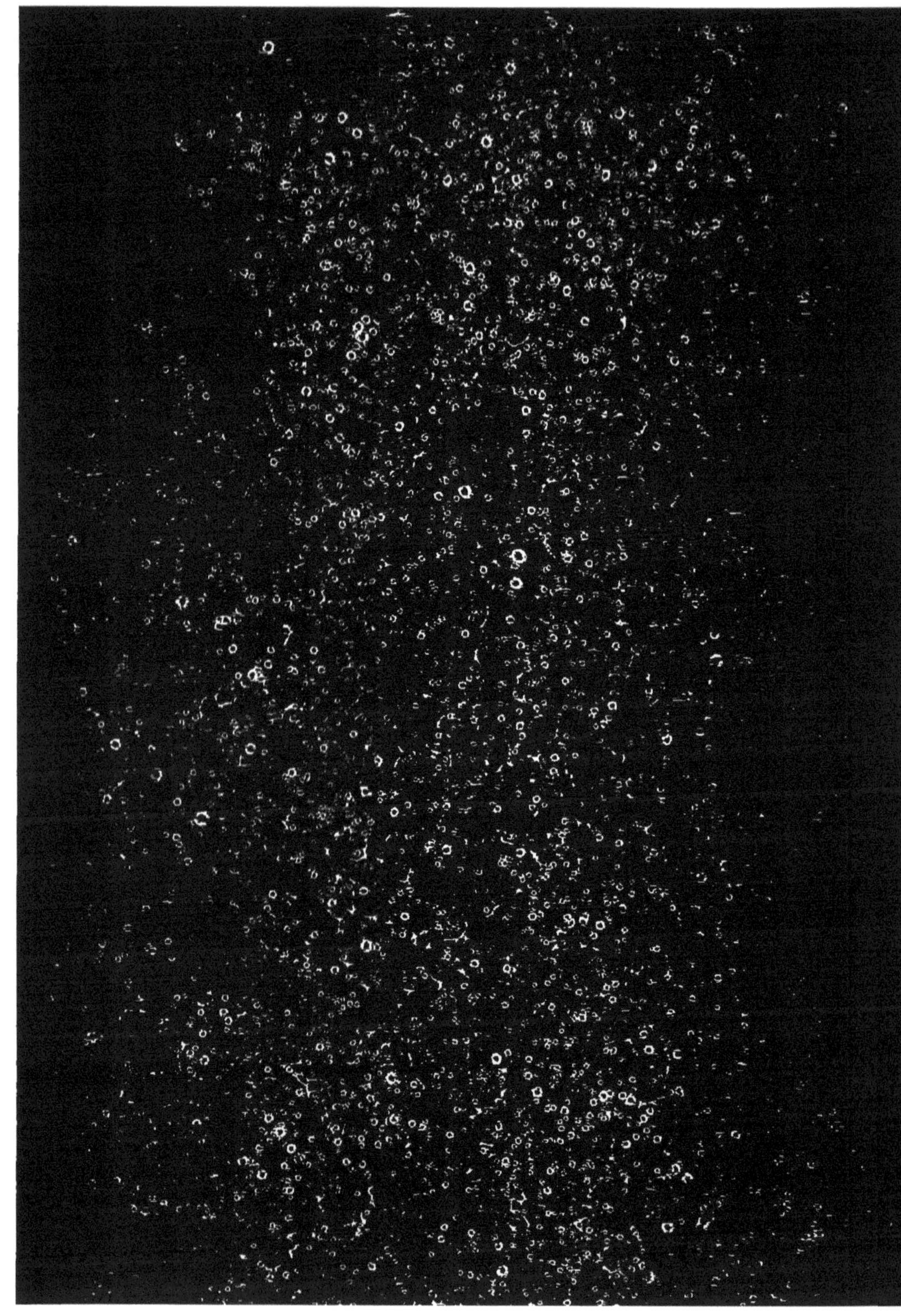

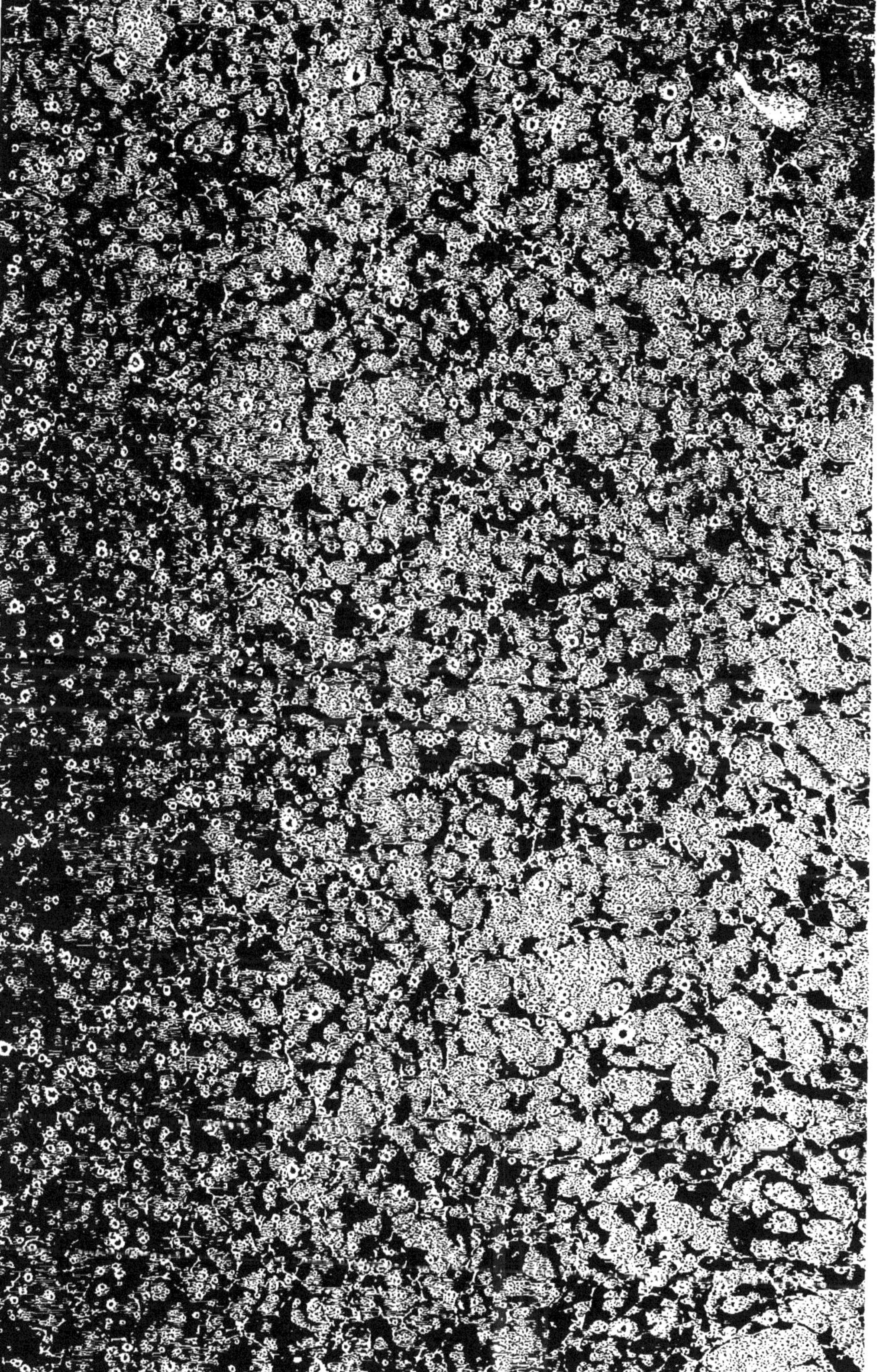

à Monsieur le Dr Brault
membre du conseil de santé,
témoignage de respect et
de reconnaissance de la part
de l'auteur
Martin

# MANUEL D'HYGIÈNE

A L'USAGE

## DES EUROPÉENS QUI VIENNENT S'ÉTABLIR

## EN ALGÉRIE.

Alger. — Imprimerie A. Besancenez, rue Brémontier.

# MANUEL D'HYGIÈNE

A L'USAGE

# DES EUROPÉENS QUI VIENNENT S'ÉTABLIR

# EN ALGÉRIE

ET PRÉCAUTIONS QU'ILS DOIVENT PRENDRE POUR S'ACCLIMATER A CE PAYS

ET Y ASSURER LEUR SANTÉ,

PAR LE DOCTEUR A.-E.-V. MARTIN

**Médecin-adjoint à l'hôpital du Dey**

Ex-médecin en chef de l'hôpital de Ténès, premier lauréat des hôpitaux d'instruction de Strasbourg et de perfectionnement de Paris, membre correspondant de la Société d'Agriculture, Sciences et Arts de Calais.

> C'est dans les pays chauds que la médecine préservatrice est peut-être la plus nécessaire. C'est là, du moins, qu'il faudrait faire marcher de front, et l'étude des précautions à prendre pour éviter les dangers du climat lorsqu'ils s'annoncent, et les ressources contre l'atteinte du mal lorsqu'il a porté ses coups.
>
> (THION DE LA CHAUME, *traduction de* LIND.)

**CHEZ DUBOS FRÈRES ET MAREST**

A ALGER : Rues Bab-Azoun et Sainte, en face la galerie Duchassaing.

A PARIS : Rue Sainte-Marguerite, faubourg Saint-Germain.

1847

# AVANT-PROPOS.

Dans le but de prévenir les maladies des Européens en Algérie et de diminuer la mortalité qui y pèse plus particulièrement sur les nouveaux venus, M. le Ministre de la guerre, par une décision en date du mois d'août 1846, ordonna la rédaction d'une *Instruction hygiénique* devant être remise à chaque colon, lors de son débarquement. A cet effet, une commission de médecins, dont j'eus l'honneur de faire partie, fut nommée par M. le Gouverneur-Général.

Or, dans notre opinion, une simple *Instruction* ne comportait que des préceptes très-généraux aussi abrégés que possible; et c'est dans ce sens qu'elle fut rédigée.

Tout en acceptant la nécessité de cette forme, je compris combien, à force d'être simplifiée, elle péchait par insuffisance, et combien pourtant, une fois sortis du cadre qu'elle traçait, il nous devenait difficile de poser une limite satisfaisante.

En effet, si l'influence de l'*acclimatement* frappe de préférence, en Algérie, par des causes que j'énoncerai, le cultivateur et l'ouvrier, ce n'est pas que d'autres classes d'individus plus aisées, pour être moins éprouvées peut-être, jouissent d'une complète immunité. D'ailleurs, les colons eux-mêmes immigrent-ils toujours seuls, sans famille ? Et si ces hommes, malgré leur constitution robuste, doivent, pour s'accommoder au climat, s'entourer de certaines précautions, n'y a-t-il pas, à plus forte raison, pour les femmes et les enfans, êtres plus fragiles qui pourront les accompagner (1), des règles hygiéniques toutes spéciales à suivre ? Et puis les Européens qui s'établiront en Afrique, y exerceront-ils tous la même profession ? y apporteront-ils même aisance, mêmes mœurs, même éducation, mêmes formes de santé, et, partant, ne seront-ils pas soumis, dans des mesures très-diverses, à des influences variables, dont chacune encore réclamera son hygiène propre ?

Ce qui ne pouvait être même indiqué dans l'*Instruc-*

(1) Le nombre des passages gratis accordés en 1845 aux colons de diverses nations (Français, Allemands, Espagnols, Italiens, etc.), est de 21,009 individus, dont 9,727 hommes, 2,647 femmes et 8,635 enfans. Sur ce nombre, il y a 15,813 Français et 5,196 étrangers. (*Tableau de la situation des établissemens français en Algérie*. 1845.

*tion* ministérielle ne devenait-il pas naturellement le sujet d'un travail plus étendu, permettant d'utiles développemens, et susceptible de s'appliquer à la fois à toutes les classes d'Européens ? Enfin l'initiative prise, en cette occasion, par le gouvernement ne semblait-elle pas marquer là une sorte de lacune? Ce sont les considérations précédentes qui m'ont inspiré la pensée de publier ce MANUEL.

Aussi bien, toutes les observations faites par mes confrères, et toutes celles qui me sont personnelles, pendant une pratique de sept années en diverses localités de l'Algérie, me rendront la tâche facile.

Depuis seize ans qu'à la suite des colonnes expéditionnaires qui sillonnent en tous sens le nord de l'Afrique, le corps des Officiers de santé militaires, en assistant à toutes les vicissitudes de la conquête, s'occupe de l'histoire médicale du pays, de nombreux matériaux sur son hygiène ont été accumulés. Pour ne laisser parler que les faits, rappelons d'abord les travaux de MM. Antonini (1) et Monard

(1) Mémoires de médecine, chirurgie et pharmacie militaires, tome 50, pages 181 et 214 ; tome 33, page 203, et tome 49, p. 52.— Relation médicale des expéditions de Milianah et de Médéah, en juin 1840, tome 35, page 5.

frères (1), dont toute l'armée et la colonie redisent pieusement les noms et les services. Citons les ouvrages bien connus de MM. les docteurs Maillot (2) et Worms (3), dont l'habile et heureuse pratique a posé sur des bases solides la thérapeutique des maladies de l'Algérie, maladies que chaque année ramène encore, mais moins nombreuses en même temps que moins graves : rappelons la *Géographie médicale d'Alger*, par le docteur Bonafond. Feuilletons enfin le Recueil rédigé sous la surveillance du conseil de santé, des Mémoires de médecine, chirurgie et pharmacie militaires, où tant d'écrits, désignés sous le titre de Mémoires, Topographies, Documens, Notices, etc., etc., laissent à peine quelques localités de l'Algérie inexplorées, au point de vue de leur mode particulier d'influence sur l'homme.

Il est aussi très-peu de médecins d'Afrique qui, tout en accomplissant leurs devoirs envers l'armée, n'aient, en même temps, apporté à la science un tribut de

---

(1) Rapport sur les maladies observées à Alger en 1838, tome 47, page 193.

(2) Traité des fièvres intermittentes du nord de l'Afrique, 1836, et Mém. de méd. chir., tome 49, page 96.

(3) Exposé des conditions d'hygiène et de traitement propres à prévenir les maladies en Afrique. Année 1838.

recherches dont l'hygiène des Européens a fait ou fera son profit. Parmi ceux de nos confrères aux travaux desquels, dans le cours de cet écrit, j'aurai à faire des emprunts, je mentionnerai particulièrement MM. Marseilhan (1) et Rulh (2), qu'une mort prématurée a enlevés de nos rangs. Je citerai MM. Baudens, membre adjoint du conseil de santé (3); Bertherand (4), Casimir Broussais (5), Bruguière (6), Cambay (7), Catteloup (8), Cuvellier (9), Delestre (10), Ferrus (11),

---

(1) Mém. de méd. chir. et ph. mil., tome 52, page 117. — Nouveaux documens relatifs à l'hist. méd. de l'Algérie (Oran).

(2) Mém. sur l'hygiène de l'homme de guerre dans le nord de l'Afrique, t. 49, p. 203.

(3) Mém. de méd. et ch. mil., tome 31, page 110.— Épisode de la campagne d'Afrique, journée du 19 juin 1830.

(4) Idem , tome 52. page 165. Nouveaux documens relatifs à l'histoire médicale de l'Algérie (Blidah).

(5) Idem. Notice sur le climat et les maladies de l'Algérie, tome 60, page 1.

(6) Idem, tome 56, page 143. Notice sur la topographie médicale de Milianah.

(7) Idem, tome 57, page 1. Topographie physique et médicale du territoire de Tlemcen.

(8) Idem, tome 57, page 66. Observations de dysenteries aiguës, etc.

(9) Idem, tome 51, page 81. Remarques physiologiques et médicales sur les Arabes et les Européens.

(10) Idem, tome 41, page 324. Esquisse géologique sur le sol de la ville et des environs d'Oran.

(11) Idem, tome 52 page 230. Nouveaux documens relatifs à l'histoire médicale de l'Algérie (Constantine).

Finot (1), Grellois (2), Guyon (3), Haspel (4), Hutin (5), Lacauchie (6), Rietschelt (7), Laveran (8), Léonard (9), Souceylier (10), Tesnière (11), Tripier (12), Maurichaux-Beaupré (13), Foucqueron (14), Villette (15), Huet (16), Steinheil (17) etc., etc.

---

(1) Mém. de méd. chir. et ph. mil., tome 56, page 46. Compte-rendu du service médical de l'hôpital militaire de Blidah, en 1842.

(2) Idem, tome 60. Esquisse sur la topographie médicale d'Hammamm-Neskhoutin, page. 306.

(3) Idem, tome 47, page 272. Rapport chirurgical sur l'expédition du passage aux Portes-de-Fer, et., tome 39, page 116; tome 44, page 234 ; tome 48, page 202.

(4) Idem, tome 58, page 3. De l'hypérémie du foie en Algérie; tome 55, Mémoire sur les abcès du foie, page 1.

(5) Idem, tome 44. Compte-rendu des affections chirurgicales de l'armée de Constantine, page 161.

(6) Idem, tome 35, page 78. Réflexions sur les maladies de l'armée d'occupation d'Alger et de leurs causes.

(7) Idem, tome 55, page 180. Note sur la topographie médicale de Médéah, etc.

(8) Idem, tome 52, page 1. Documens pour servir à l'histoire des maladies du nord de l'Afrique.

(9) Idem, tome 60. Recherches sur l'état du sang dans les maladies endémiques de l'Algérie, page 135, et tome 35, page 143.

(10) Idem, tome 52, page 117. Nouveaux documens relatifs à l'histoire médicale de l'Algérie.

(11) Idem, tome 31, page 70. Notes recueillies pendant la campagne d'Alger, etc.

(12) Idem, Note sur les dépôts formés par les eaux d'Hammamm-Neskhoutin, tome 46, page 338, et tome 47, page 320.

(13) Idem, tome 31, page 144. Relation de l'expédition faite dans l'Atlas en novembre 1830.

(14) Essai topograp. et médic. sur la régence d'Alger, t. 34, p. 1.

(15) Idem, tome 53, page 125. Topographie médic. de la Métidja.

(16) Idem, tome 35, page 192. Histoire médic. du 55e régiment de ligne, à Bône.

(17) Idem, tome 59. page 355. Observations sur le climat, le sol et la flore des environs de Bône.

Nous sommes heureux de signaler aussi les efforts dirigés dans le même but par nos honorables collègues de l'hôpital civil, MM. Trolliet, médecin en chef (1), et Folley, médecin en second du même hôpital (2); et les importantes recherches de météorologie, d'hydrographie et de géologie de M. le professeur Aimé et de MM. les ingénieurs Don et Fournel; car l'hygiène, science d'emprunt et d'application, compose son domaine des acquisitions d'une foule d'autres sciences, dans le but commun de perfectionner les rapports de l'homme avec le monde extérieur. Et, en définitive, la somme d'utilité de tous les travaux que nous venons de passer en revue peut se résumer aujourd'hui dans cette simple formule, savoir : que la MORTALITÉ DIMINUE CHAQUE ANNÉE EN ALGÉRIE (3). Or, comme rien n'a changé au climat, il s'ensuit que les progrès de l'hygiène, c'est-à-dire le choix plus intelligent des lieux et l'emploi mieux ordonné de tous les modificateurs qui nous entourent, ont dû seuls produire cette amélioration.

Il est juste de dire que des études antérieures, faites

---

(1) Statistique de la ville d'Alger, 1844.

(2) Recherches sur l'état du sang dans les maladies endémiques de l'Algérie, 1846.

(3) Les bons résultats obtenus à l'aide de l'hygiène sur les troupes d'Afrique, se trouvent démontrés, d'une manière péremptoire, dans

sous d'autres latitudes analogues, avaient préparé les voies. Desgenettes et Larrey ne nous ont-ils pas transmis leurs observations faites sous le soleil de l'Egypte? Et plusieurs praticiens recommandables, Campet, Dazille, Levacher, Lind, Annesley, Coplaud, Chervin, et, en dernier lieu, M. le docteur Aubert-Roche, son digne

---

le tableau ci-dessous, dû aux renseignemens obligeans fournis par M. Appert, intendant militaire de la division d'Alger :

**TABLEAU**

**SUR LE MOUVEMENT DES HOPITAUX MILITAIRES DE L'ALGÉRIE,**

*(ambulances comprises)*

**De 1840 à 1845 inclusivement.**

| Exercices. | Effectif moyen de l'armée. | Nombre de journées de traitement. | Nombre de décès. | Nombre moyen des journées de traitement que chaque homme a eu à subir. | Il est mort dans l'année 1 homme sur |
|---|---|---|---|---|---|
| 1840 | 65,807 | 2,283,511 | 9,430 | 34, 70 | 6, 98 |
| 1841 | 74,057 | 2,251,545 | 7,583 | 30, 40 | 9, 77 |
| 1842 | 80,595 | 2,178,021 | 5,148 | 27, 02 | 15, 65 |
| 1843 | 81,520 | 2,851,142 | 4,192 | 22, 70 | 19, 45 |
| 1844 | 84,685 | 1,768,082 | 3,760 | 20, 87 | 22, 52 |
| 1845 | 88,551 | 1,867,270 | 3,780 | 21, 08 | 23, 42 |

**AUTRES RENSEIGNEMENS statistiques dus aux recherches de M. Coytier, officier comptable des hôpitaux militaires, chef de la centralisation à Alger.**

DIVISION D'ALGER.

| | | |
|---|---|---|
| 1844 | Moyenne de l'effectif des troupes. . . . . . | 41,780 |
| | Mouvement moyen journalier des hôpitaux (malades). . . . . . . . . . . . . . . . . | 2,160 |
| | Rapport du nombre des malades à l'effectif des troupes . . . . . . . . . . . . . . . . | 1 sur 19 |

successeur (1), et tant d'autres enfin n'ont-ils pas, en exerçant leur art, au péril de leur vie, dans les régions les plus chaudes du globe, fourni aux médecins de l'Algérie de précieuses lumières?

---

| | | |
|---|---|---|
| De 1840 à 1844 | Moyenne de l'effectif des troupes. . . . . | 36,546 |
| | Mouvement moyen journalier des hôpitaux (malades). . . . . . . . . . . . . | 3,054 |
| | Rapport du nombre des malades au chiffre effectif des troupes.. . . . . . . . . . | 1 sur 12 |

**Mortalité.**

*Rapport de la mortalité à l'effectif des troupes.*

| | | | |
|---|---|---|---|
| 1840. . . . . | 1 | sur | 6 |
| 1841. . . . . | 1 | — | 9 |
| 1842. . . . . | 1 | — | 13 |
| 1843. . . . . | 1 | — | 23 |
| 1844. . . . . | 1 | — | 32 |

**Progrès de l'état sanitaire**

DE L'ARMÉE D'AFRIQUE.

*Moyenne du séjour des malades dans les hôpitaux.*

| | | |
|---|---|---|
| 1840 . . . . . | journées . . . . | 37 |
| 1841 . . . . . | — . . . . | 33 |
| 1842 . . . . . | — . . . . | 26 |
| 1843 . . . . . | — . . . . | 22 |
| 1844 . . . . . | — . . . . | 19 |

*Malades évacués sur les hôpitaux de France.*

| | |
|---|---|
| De 1840 à 1843, moyenne annuelle. . . . . . . . . | 3,307 |
| En 1844, il n'a été évacué que (malades). . . . . . | 550 |

*(Extrait d'un mémoire inédit sur l'hygiène du soldat en Afrique, par M. le docteur Philippe, chirurgien en chef des ambulances de l'armée.*

(1) De l'acclimatement des Européens aux pays chauds. *(Annales d'hygiène publique.)*

En présence de tous ces documens, et quand, sur une terre jadis florissante, mais depuis long-temps délaissée par la civilisation, s'élève et grandit tous les jours une France nouvelle; quand, de tous les points de l'Europe, accourt une population dont le chiffre, sans compter une armée de 100,000 hommes, représente aujourd'hui un total de 96,119 individus (décembre 1845), pour lesquels on agrandit d'anciennes villes et l'on en crée de nouvelles, on comprendra, je crois, sous ce climat tout spécial, qui n'est ni celui de l'équateur ni celui de l'Europe, l'utilité d'un ouvrage qui avertisse les immigrans des conditions nouvelles auxquelles ils seront soumis et des moyens qu'ils devront mettre en usage, pour s'y accommoder aussi avantageusement que possible. « C'est dans les pays chauds, dit le sage traducteur de Lind, que la médecine préservatrice est peut-être la plus nécessaire; c'est là, du moins, qu'il faudrait faire marcher de front l'étude, et des précautions à prendre pour éviter les dangers du climat, lorsqu'ils s'annoncent, et des ressources contre les atteintes du mal, lorsqu'il a porté ses coups.»

« Dans l'entretien et surtout la fondation des colonies, cette entreprise délicate qui n'exige pas moins les connaissances du physicien que les talens de l'administrateur, et dans laquelle il faut combiner à la fois l'étude des lieux et des hommes, la nécessité des défrichemens et la prévoyance de leur danger, l'instruction des ouvriers et leur salut, la distribution méthodique des travaux suivant les saisons et leurs plus grands avantages, cette méthode assurerait l'existence des premiers colons, et, par suite, celle des générations qui doivent succéder. THION DE LA CHAUME. »

C'était sans nul doute sous l'inspiration de ces larges idées que M. le Maréchal-Gouverneur chargea, il y a deux ans, le Médecin en chef de l'armée d'inspecter l'Algérie, sous le rapport spécial de l'hygiène. Pourquoi faut-il qu'un homme si bien fait pour une telle mission ait été arrêté chemin faisant! Antonini, par son instruction solide et variée dans les sciences et dans la philosophie, et par sa longue pratique des lieux, pouvait, en cette occasion, exercer la plus heureuse influence sur l'avenir de la colonie; car, de l'étude exacte qu'il aurait faite du degré de salubrité de chaque localité, on eût déduit tous les *desiderata* que le temps et les hommes avaient à combler successivement, pour mieux assurer la prospérité des populations.

L'ouvrage qu'on va lire a des prétentions plus humbles. S'il peut seulement présenter aux Européens les moyens de lutter victorieusement contre le climat, en leur indiquant à quelles influences bonnes ou mauvaises, à quels genres de maladies et à quelles nouvelles conditions de santé ce déplacement les expose, son but essentiel sera atteint.

Plusieurs difficultés, que je n'ignore pas et dont je suis certain de ne pouvoir complètement triompher, sont attachées à tout travail de la nature de celui que j'entreprends. En effet, quelque sobre d'érudition que soit un ouvrage scientifique destiné aux personnes du monde, il est difficile de l'en dégager assez. Et cependant, à mon avis, l'exposition pure et simple des préceptes eût manqué le but et échoué devant cette tendance naturelle de l'esprit humain à vouloir toujours savoir le *pourquoi* des choses.

Une autre difficulté, c'est celle de réussir à convaincre une personne bien portante que telle influence à laquelle elle se soumettra peut compromettre son bien-être. Autant, on le sait, cette sollicitude du médecin est dédaignée, et même parfois (pourquoi ne pas le dire?) jugée suspecte, quand on jouit de la santé, autant on se rend esclave de ses plus menues exigences, quand l'équilibre est dérangé. Nous ne saurions donc trop nous efforcer de prouver, avant de les émettre, sans pour cela faire un cours de médecine, la signification et le motif raisonné de nos conseils. Et d'ailleurs, comme l'échafaudage scientifique se trouvera détaché de la partie spécialement hygiénique, on aura toujours, en omettant les deux premières parties du livre, la facilité de recourir immédiatement aux préceptes.

Mais à quoi bon, dira-t-on aussi, de l'hygiène à l'usage des Européens de l'Algérie, quand la classe la plus nombreuse des immigrans et la plus sujette aux maladies est précisément celle qui, par l'infériorité de son éducation et de son état de fortune, est la moins apte à la comprendre, et la moins en mesure de l'observer? Sans doute l'aisance et l'instruction sont de grands préservatifs contre les causes des maladies en général, et, en particulier, contre celles d'Afrique; mais, hors de ces conditions, l'hygiène n'aurait-elle plus rien à faire, et faudrait-il, pour lui accorder le droit de s'adresser aux masses qui, après tout, en comprendront toujours bien quelque chose, attendre que le progrès social y ait répandu assez de moralité pour substituer, chez elles, aux habitudes d'intempérance et d'imprévoyance pour l'avenir, des mœurs sobres et rangées? Je ne le crois pas.

Pour ceux des Européens, chaque jour plus nombreux en Algérie, auxquels est dévolu l'heureux privilége de l'instruction associée au bien-être, ce livre aura, je pense, plus d'utilité réelle. Il existe, objectera-t-on, dans cette classe, une hygiène spontanée que le bon sens révèle, ou que la tradition, jointe à l'expérience, apprend à quiconque raisonne un peu. Ceci n'est exact que jusqu'à un certain point; car, dès qu'on change de pays, on change, par cela même, d'habitudes; et tels erremens, qui étaient salutaires sous un climat, pourront devenir nuisibles sous un autre; or l'expérience, toujours lente à venir, pourrait en être payée cher. Il a fallu de longues épreuves pour que les Anglais, transportés dans les Indes, où ils importaient leur penchant pour les alcooliques, reconnussent le danger de combattre, par ces libations prétendues fortifiantes, la débilité qu'entraîne d'ordinaire l'acclimatement à ces latitudes.

Notre travail sera divisé en trois parties.

Avant de faire connaître les précautions à prendre contre ce que l'Algérie a de nuisible à la santé des Européens qui viennent s'y établir, nous devrons étudier toutes les conditions dont ils vivront entourés. Or, à ce titre, le *climat*, les *qualités du sol*, de l'*air* et des *eaux*, nous occuperont premièrement; et, dans cette question, seront comprises et l'étude des *productions du pays*, et celle de ses *divers élémens de population*, considérés dans leurs variétés respectives de mœurs nées ou importées dans ce climat. A cette partie seront annexées quelques vues d'*hygiène publique*, dont l'application nous a paru désirable pour le pays, malgré les progrès remarquables obtenus déjà, sous ce rapport, surtout depuis cinq ans. Car cette période quinquennale marque, dans l'histoire de notre occupation, une ère mémorable que quelques pessimistes ne peuvent méconnaître qu'en jugeant les événemens d'un point de vue trop personnel; ou bien parce que, n'ayant pas assez songé peut-être aux difficultés de l'entreprise des colonies, leur fougueuse impatience s'exalte contre une lenteur qui, pourtant, comme nous l'enseigne à chaque pas l'observation de la nature, est la condition première de la perfection et de la viabilité d'une œuvre.

Dans une seconde partie, nous aborderons l'étude des *maladies de l'Algérie* et de leurs causes, en ayant soin de distinguer celles qui dépendent du *climat* ou de l'*acclimatement*, de celles qui tiennent à l'insalubrité des *localités marécageuses*.

Un chapitre spécial y sera consacré à l'*influence du climat sur la phthisie pulmonaire.*

Enfin, une troisième partie, déduction naturelle des deux autres, traitera de l'*hygiène proprement dite*, c'est-à-dire des *précautions* que, dans l'intérêt de leur santé, les Européens devront prendre : 1° avant leur immigration; 2° pendant leur séjour en Algérie; 3° et lorsque, après un long séjour en Afrique, ils voudront retourner dans leur climat natal.

# PREMIÈRE PARTIE.

## APERÇU TOPOGRAPHIQUE ET STATISTIQUE.

# CHAPITRE PREMIER.

## § 1er.

## Climatologie.

L'Algérie située entre les 34°, 25' (jusqu'à Biskara) et 37°, 5', degrés de latitude, occupe, par la température de son climat, le point intermédiaire qui sépare les pays chauds des pays tempérés, et diffère peu des climats de la Provence, de l'Italie et de l'Espagne.

D'après les observations recueillies dans les trois provinces, chefs-lieux des divers départemens de cette nouvelle France, la moyenne thermométrique générale y varie entre + 25° et + 27° 50' centigrades.

L'année n'y présente pas, dans son cours, cette succession régulière de périodes bien tranchées qui, en Europe, nous la fait diviser en quatre saisons distinctes, ayant chacune leur physionomie propre. Et quoiqu'il n'y ait pas ici, comme on le voit sous la ligne, presque identité entre la température de l'été et celle de l'hiver, on peut cependant dire encore qu'en Algérie il n'y a que deux saisons, lesquelles se confondent même par des nuances peu marquées.

L'hiver n'y diffère réellement du printemps que par ses pluies abondantes, sorte d'hivernage qui règne en décembre et janvier ou bien janvier et février, ce qui du reste n'est pas fixe. Le thermomètre ne descend que très-exceptionnellement au-dessous de zéro et seulement dans quelques localités. M. le docteur Philippe, chirurgien en chef des ambulances, l'a vu quelque part s'abaisser à 3° degrés au-dessous de cette limite.

L'automne se confond avec l'été, dont il ne se distingue que par un surcroît d'humidité dans l'air.

De ces deux saisons qui, en Algérie, partagent ainsi l'année, l'une est tempérée ou, si on veut, *relativement* froide, et comprend les sept mois de novembre, décembre, janvier, février, mars, avril et mai ; nous l'appellerons l'hiver. C'est alors que, sous l'influence des pluies, qu'interrompent, d'ailleurs, assez souvent de fort beaux jours, s'élance avec une luxuriante activité la végétation la plus vigoureuse.

L'autre saison, qui dure les cinq mois de juin, juillet, août, septembre et octobre, et que nous appellerons l'été, est généralement chaude et sèche. On voit, dans certaines circonstances, le thermomètre, exposé au soleil, monter à + 62° centigrades. (Campagne d'Isly. M. le doct. Philippe).

Dans cette saison, la température se montre accablante ; mais, il faut le dire, c'est plutôt encore par sa continuité, sa permanence, et par l'absence prolongée de la pluie, que par l'excès même de la chaleur dont la moyenne générale ne dépasse guère que de deux ou trois degrés celle de l'été de la Provence.

Cette division de l'année en deux saisons est utile, surtout au point de vue médical. Nous verrons, en effet, qu'à elle correspondent deux ordres distincts de maladies. Pendant l'hiver, nous observons des maladies en petit nombre, de nature variable et rappelant presqu'en tout point celles de France. Pendant l'été, nous verrons leur nombre s'accroître considérablement, en même temps qu'elles se borneront à très peu d'espèces, au moins quant à leur nature fondamentale.

Comme dans les pays équinoxiaux, le matin, en Algérie, n'a point d'aube, le soir point de crépuscule.

Les plus longs jours n'égalent pas les plus longs qu'on observe en Europe, et les plus courts se prolongent plus que les moins longs d'Europe ; en un mot, on voit déjà la tendance des jours et des nuits à devenir égaux, comme à l'équateur.

Le baromètre n'y éprouve que des changemens très faibles et très rares. Sa moyenne est d'environ 776 millimètres; et la colonne mercurielle de cet instrument, qui rarement descend au-dessous de 760 millimètres, n'est jamais plus élevée que dans les mois de juillet, août et septembre. Il s'abaisse parfois brusquement, pendant les orages et par les vents de sud.

Assez constamment l'hygromètre marque le degré *maximum* d'humidité de l'atmosphère, ce qui s'explique très bien par la vaporisation énorme d'eau qui, à raison de la chaleur du climat, doit se faire aux dépens de tout ce qui, sur le sol, est imprégné de ce liquide, et surtout aux dépens de la Méditerranée qui forme la limite septentrionale du pays. Dès que le soleil est descendu sous l'horizon, cette vapeur hygrométrique se condense en rosées, dont la quantité atteint son plus haut point entre deux et quatre heures du matin.

Les vents qu'on voit régner le plus généralement sont ceux de nord et d'ouest.

Tel est sommairement le climat de la portion française du nord de l'Afrique. Mais encore bien que la quantité de chaleur que le soleil verse sur une con—

trée. constitue la base essentielle de son climat, nul n'ignore que les diverses manières d'être du *sol*, de *l'air* et des *eaux*, peuvent imprimer à celui-ci d'importantes modifications. Et ceci est surtout vrai pour l'Algérie qui, parmi les pays chauds, est précisément un de ceux dont les accidens topographiques font le plus varier la climatologie. En effet, entre le littoral et l'intérieur, entre les vallées et les montagnes, entre les portions de sol aride et celles que protégent d'épais végétaux, la climature éprouve ici de si profondes variations qu'on y rencontre presque les trois types de climats. Aussi l'armée, dans ses marches lointaines, y a-t-elle tour à tour trouvé, pendant l'expédition de Constantine en 1836, la Russie, avec la congélation des membres; dans ses courses sur la lisière du Sahara, l'Egypte, avec l'asphyxie par la chaleur; et dans ses garnisons du littoral, dans celles surtout d'Alger et de ses environs, l'Italie, avec son doux ciel.

Toutes réelles que soient ces influences topographiques, n'oublions pas que les modifications qu'elles impriment au climat ne sont que momentanées et partielles, et qu'elles ne sauraient le déposséder entièrement de ses droits. En vain, par la faculté qu'a l'homme de transporter sa demeure d'un lieu dans un autre; en vain, par les ressources de son industrie, croit-il se soustraire à cette puissance : l'homme se lasse, oublie et passe; mais le climat, éternel, veille toujours et toujours agit. Il agit malgré les ombrages dont s'abrite, dans ses jardins, le riche habitant des tropiques; il agit en dépit des ventilations artificielles au soin desquelles il fatigue, dans ses appartemens, les bras de ses esclaves, et toujours, quoi qu'on fasse, le climat applique son cachet sur les formes de la santé et des maladies. Cependant la puissance modificatrice des lieux pourra bien en atténuer un peu les effets exagérés, et alors, c'est de l'hygiène que nous apprendrons d'après quels principes nous devrons nous conduire, pour atteindre les résultats les plus avantageux.

## § 2.

## Du Sol.

L'Algérie a son territoire borné au nord par la Méditerranée, au sud par une ligne d'oasis après laquelle commence le désert de Sahara (10 à 15 myriamètres de profondeur), à l'Est par la Régence de Tunis, à l'Ouest par l'empire du Maroc (60 myriamètres de largeur). Sa superficie est évaluée à environ 2680 myriam. carrés.

Considérée au point de vue de son aspect physique et de la configuration extérieure de son sol, elle se partage (1), du nord au sud, en quatre zônes paral-

(1) MM. Carette et Warnier. (*Tableau de la situation des établissemens français en Algérie, 1844—1845.*)

lèles à la côte et alternativement hautes et déprimées, savoir : 1° deux zônes généralement montueuses (grand et petit Atlas); 2° deux zônes généralement plates.

*La première zône*, dite *zône littorale* ou *massif méditerranéen*, est généralement formée de montagnes abruptes et presqu'ininterrompues, dont les sinuosités donnent lieu aux vallées qu'on voit border la mer (plaine du Chélif, près de Médéah; du Bou-Sellam, près de Sétif; du Rummel, à Constantine; et de la Seybouse, près de Ghelma). Il faut donc se représenter cette première zône montagneuse comme tantôt bordant la mer, tantôt s'en éloignant plus ou moins, sans cesser pourtant d'appartenir à la même chaîne. Les portions montagneuses les plus littorales s'interrompent quelquefois assez largement, pour former d'autres plaines, dont les principales sont connues sous les noms de plaines de Bône, plaine de la Métidja, plaine du Chélif et plaine d'Oran.

Toute cette zône, dont la profondeur est d'environ dix myriamètres, est traversée par différens cours d'eau qui s'écoulent dans la Méditerranée.

Toujours de l'est à l'ouest, c'est-à-dire depuis Tunis jusqu'au Maroc, règne une *seconde zône*, profonde à peu près comme la première, mais qui, au lieu d'être formée par des montagnes, offre une série d'immenses plaines généralement fermées, mal pourvues d'eau et incultes; on lui donne le nom de *zône des landes*.

Là les eaux captives, au lieu de se rendre vers la Méditerranée, s'écoulent sur des pentes douces jusqu'aux nombreux lacs salés qui occupent le fond des plaines de cette seconde zône.

Perpendiculairement à celle-ci, s'étendent des massifs de montagnes (du Bellesma, de Seba-Kidher, du Nador) qui forment la séparation des bassins.

La *troisième zône*, montagneuse comme est la première, et qu'on appelle *massif de l'intérieur*, borne au sud la seconde, dont elle suit parallèlement la marche de l'est à l'ouest du territoire. Elle s'interrompt à deux endroits, pour former le large plateau qui couronne l'Aurès et la grande plaine d'El-Meaghen, située au pied du Bou-Khil.

Au sud de ce second bourrelet longitudinal de montagnes, s'étend une *quatrième zône* ou deuxième zône plane qui, comme la première, se compose de bassins fermés, au fond desquels règnent de larges lacs salés. Mais les eaux souterraines y sont abondantes et à peu de profondeur. En certains points, elles jaillissent du sol par l'opération du forage, et donnent naissance aux nombreuses oasis répandues sur la surface de cette contrée, dite *zône des oasis*.

Cette zône est aussi coupée perpendiculairement en divers endroits par des massifs secondaires, au nombre desquels on distingue des montagnes qu'il faut citer : les montagnes sablonneuses de l'Anad-Souf, le Djebel-Tala, le Djebel-Mellala, et enfin le Djebel-Mzab.

Ainsi la configuration générale de l'Algérie présente l'aspect de deux larges sillons qui la traversent de l'est à l'ouest dans toute sa longueur; le massif méditerranéen et le massif intérieur en forment les parties saillantes; la zône des landes et celle des oasis en forment les parties creuses. (MM. Carette et Warnier.)

Au point de vue de l'hygiène, l'Algérie, dont le territoire est essentiellement composé de hautes montagnes et de vallées plus ou moins profondes, peut être divisée en : 1° zône septentrionale ou versant maritime; 2° zône méridionale ou versant saharien; 3° et zône moyenne, formée par la jonction des deux versans d'où résultent des sommets, des plateaux (plaines hautes), et, dans leur intervalle, des ravins ou gorges, et des vallées ou plaines basses.

Voyons les modifications que ces divers accidens du sol imprimeront à la climatologie, c'est-à-dire à la température.

1re Zone. La zône septentrionale de l'Algérie offre une pente générale rapide. Elle est, de tout le pays, la portion à la fois la plus peuplée et la plus garnie de villes. Toutes celles, excepté Biskara, qu'habitent les Européens, sont assises sur ce versant; elles se multiplient, comme aussi les populations augmentent de densité, à mesure qu'on s'approche du littoral.

Ce versant se fait remarquer par sa température modérée; aussi est-ce lui qu'on peut, à plus juste titre, comparer au midi de l'Europe. C'est surtout vers le le littoral que ce caractère est tranché et qu'à lui s'en joint un très-précieux encore, savoir l'uniformité de la température. Car en se dirigeant vers la limite méridionale de cette zône, ce qu'on ne peut faire sans s'élever en même temps beaucoup, puisqu'on gravit de hautes montagnes, le thermomètre fournit matière à deux observations bonnes à noter : la première consiste dans des oscillations annuelles plus larges; la seconde, dans des variations diurnes plus tranchées et plus étendues, plus fréquentes et surtout plus soudaines.

A Alger, que nous choisirons pour type des climats littoraux de l'Algérie, la plus haute température qu'on ait constatée est de + 36° centigrades; à Constantine, situé à 30 lieues du littoral, elle s'est élevée à + 40°; à Milianah, situé à 25 lieues dans l'intérieur, elle est montée à + 38°. Mais, en revanche, c'est près de de Constantine qu'a été remarquée une des plus basses températures qu'on connaisse en Algérie (Ghelma—0°,1 centigrade. — Docteur Grellois); tandis qu'à Alger, ville littorale et peu élevée, le thermomètre est descendu à peine, pendant les hivers les plus froids, à + 2° ou + 4° degrés; aussi voyons-nous, chaque hiver, la neige, qui couvre pendant long-temps les hauteurs de Constantine (600 mètres au-dessus du niveau de la mer), de Milianah (800 mètres), de Médéah (920 mètres), de Sétif (1,100 mètres), de Tiaret (1,300 mètres), séjourner à peine quelques heures sur les collines du littoral.

Cette uniformité de température du littoral, qui tient sans doute à la prédominance, ordinaire ici pendant que le soleil est sur l'horizon, des vents de nord, et qui tient, quand le vent du nord manque, à l'influence rafraîchissante de la brise de mer, et enfin au voisinage de la masse méditerranéenne qui, toujours plus fraîche que le continent, tend incessamment à se mettre en équilibre de calorique avec la zône contiguë de celui-ci; cette uniformité, dis-je, se trouve, en certains endroits de la côte, contrariée par diverses circonstances, en tête desquelles figure l'élévation du sol. C'est, entre autres causes, à leur élévation de 60 et de 45 mètres au-dessus du niveau de la mer, qu'Oran et Ténez, par exemple, doivent la mobilité de température et les soudaines variations thermométriques qui font à ces deux régions littorales un climat local particulier.

L'heure du jour à laquelle, en Algérie, le thermomètre se montre le plus élevé, varie selon les localités, et est subordonnée au degré d'inclinaison du sol, par rapport à la marche diurne apparente du soleil. Ainsi la pente rapide du massif d'Alger est telle que, d'après les observations de M. le docteur Casimir-Broussais, c'est à neuf heures que les rayons solaires, frappant cette pente à angle droit, élèvent la colonne du thermomètre au plus haut point qu'il puisse atteindre dans la journée. Sur les plateaux, au contraire, et là où le sol est horizontal, c'est à midi qu'apparaît ce *maximum.*

2e Zone. Le versant méridional a sa pente moins abrupte que ne l'est celle du précédent. Il possède très-peu de villes et presque toutes populations indigènes et nomades. On n'y trouve d'Européens que les colonnes armées qu'y appellent les besoins de la guerre.

Garanti des vents du nord et, à plus forte raison, des brises du littoral, qui n'arrivent jamais jusque-là, il est souvent en butte à un vent chaud et sec qui, pendant son passage au-dessus du Sahara, en a pris la haute température. Au calorique que darde directement sur cette zône un soleil plus vertical, s'ajoute celui que rayonne et réfléchit vers elle la plaine blanche et nue du désert. En conséquence, tandis que, sur le littoral méditerranéen, la mer soustrait au continent, plus échauffé qu'elle, du calorique qu'elle est ensuite plus lente que le sol à émettre, et tandis qu'ainsi elle contribue, par son voisinage, à rafraîchir et à rendre plus uniforme la température de la zône septentrionale, l'océan sablonneux du Sahara, au contraire, plus échauffé que ne l'est lui-même le versant sud, envoie toute la journée à celui-ci une chaleur qui en porte la température à un degré extrême d'élévation. Puis, quand vient le soir, le sol, pauvre de végétation, se refroidissant brusquement, devient la cause des rosées abondantes qu'on observe dans cette région. C'est sur cette zône que M. Aimé a vu, dans le même jour, son thermomètre varier de + 22° à + 44° centigrades; et M. Fournel a constaté, dans ces localités, selon les divers momens de la journée, des variations qui s'étendent depuis + 6° jusqu'à + 33°, ce qui fait l'énorme différence de 27° centigrades.

Lorsqu'en s'éloignant du littoral saharien, on gravit les pentes du versant sud, on retrouve dans la disposition à la fois plus élevée et plus septentrionale du sol, les conditions d'un climat plus tempéré, plus européen. On sent alors la chaleur, souvent mortelle au niveau du désert, devenir très-supportable; et c'est à cette circonstance, entre autres, que nous examinerons plus tard, que Milianah, malgré sa situation sur le versant sud d'une haute montagne exposée aux vents du désert, qui une fois y a soufflé quarante jours consécutifs, doit son climat local agréable: comme c'est aussi à l'élévation que nous devons de pouvoir occuper, malgré leur latitude plus ou moins voisine de la zône méridionale, Mascara, Tlemcen, Daya, Constantine, Sétif, et surtout Tiaret, qui est à 30 myriamètres du littoral, et où cependant règnent des hivers assez rigoureux.

3e Zone. Les modifications climatériques qu'on observe en Algérie sur les plateaux et les plaines sont en raison composée du degré de hauteur de ces plateaux, de leur degré de rapprochement du nord ou du sud, enfin de leur exposition à tel ou tel vent. On comprendra, d'après ce que nous avons déjà dit, que plus un plateau sera élevé, plus se prononceront les extrêmes de température de l'année, des saisons et des jours; et que plus un plateau sera voisin du littoral, plus la température y sera uniforme. Plus enfin une plaine sera ouverte au nord, plus elle sera fraîche; et il en résultera des différences beaucoup plus tranchées que cette exposition n'a habitude de les produire en d'autres contrées. Ainsi, tandis que sur le plateau de Ténez, ouvert au nord et abrité des vents de sud par l'hémicycle montagneux qui le protége en arrière, la température de l'été est très-supportable, dès qu'on a franchi ces montagnes et qu'on est arrivé à l'endroit qu'on appelle le Rocher, situé à environ vingt-cinq kilomètres de là, on éprouve une chaleur asphyxiante.

Bougie, situé près du littoral, perd le bénéfice de cette situation par l'abri que lui forme, contre le vent du nord et les brises de la mer, le pic élevé derrière lequel cette ville est bâtie. Aussi, tandis que la moyenne annuelle de température ne s'élève à Alger qu'à + 17°, 85, et, à Oran, qu'à + 17°, 05, on la voit monter à Bougie jusqu'à + 18°, 2 centigrades.

Médéah qui, par rapport à Milianah, perd en fraîcheur, par sa méridionalité plus avancée (cinq myriamètres), ce qu'elle gagnait par son élévation plus grande de cent vingt mètres, doit au dégagement du plateau sur lequel elle est bâtie, et à l'ouverture de celui-ci au vent du nord, d'offrir un *maximum* de température (+ 36°) moindre que celui (+ 38°) qu'on observe à Milianah.

Les plaines basses voisines du désert donnent une moyenne de température très-élevée. Dans le mois d'août 1844, M. Aimé a constaté que, dans cette région, la moyenne de chaque jour était de + 40°, et la colonne thermométrique ne descendait pas au-dessous de + 25°.

Mais, entre les montagnes, c'est-à-dire dans les ravins et dans les gorges tortueuses, la chaleur est à son comble. On l'a vue s'élever au soleil à + 60 et 62 degrés, et + 46° à l'ombre. C'est dans ces régions resserrées du sol que l'armée en campagne voit ses pertes se multiplier par l'effet de la chaleur. Entre Rio-Salado et Aïn-Témouchen, sur la route d'Oran à Tlemcen, s'étend le défilé du Chaire; c'est un long et tortueux ravin encaissé par des montagnes. Toutes les fois que nos colonnes y passent par les chaleurs de l'été, on a à déplorer

quelque perte. « En s'engageant dans le défilé, dit un de nos confrères (1), on crut entrer dans une fournaise; l'atmosphère était dans l'immobilité du calme plat, et le thermomètre devait bien marquer + 55 degrés au soleil. Ce fut alors qu'une vraie déroute commença. Les uns s'affaiblissaient et restaient étendus par terre, dans une résolution complète des forces et de l'intelligence. Les autres, se sentant mal, s'asseyaient sur le chemin. Il y en eut qui tombèrent comme foudroyés pour ne plus se relever. Enfin, un certain nombre, en proie au délire, couraient çà et là, s'agitaient, vociféraient et finissaient par se laisser choir. Notre collègue, seul chirurgien du convoi, volait de l'un à l'autre sans trêve et sans relâche; il fit soixante-dix saignées en quelques heures . . . . . . . . . . . . . . . . . . . .
Un caporal qui lui servait d'aide se leva brusquement, bondit et retomba la tête la première; il était mort. On fut obligé de lier sur les voitures les malades qu'un trop violent délire rendait dangereux. En sortant du défilé, on comptait sept victimes; et, le lendemain, en arrivant à l'Isser, dernier campement avant Tlemcen, c'est à peine si un tiers des hommes pouvait marcher. »

Ainsi, on le voit, selon qu'en Algérie on marche parallèlement ou perpendiculairement à la côte, selon

(1) Lettres sur l'Afrique. (*Gazette Médicale, 12 septembre 1846.*)

qu'on monte ou qu'on s'abaisse au niveau de la mer, selon qu'on occupe le littoral ou l'intérieur, les mons tagnes, les plateaux, les vallées ou les ravins, la température dn climat éprouvera des modifications très-tranchées qu'il faut connaître et même être en mesure de prévoir, quand on doit se soumettre à leur influence.

§ 8.

## De l'Air.

L'air atmosphérique possède normalement, sous tous les climats et dans tous les temps, la même composition chimique. Il n'y a donc, sous ce rapport, entre l'Europe et l'Algérie, rien qui distingue ces deux contrées.

Il n'en est pas de même de ses caractères physiques. Ils varient, au contraire, selon les climats et surtout selon les lieux; ainsi, à ce point de vue, pour n'envisager d'abord l'air que dans l'ensemble de sa masse, qu'on appelle le *ciel*, pouvons-nous, je le demande, comparer celui du nord de l'Europe avec le bleu intense et si admirablement limpide du ciel d'Afrique?

En ce qui concerne sa densité, celle-ci est moindre en Algérie qu'en Europe; c'est-à-dire que, sous un volume donné, ce fluide fournit à la respiration et au sang moins de principe vivifiant.

Si sa masse s'y meut le plus habituellement dans la direction du nord ou de l'ouest (vents généraux), celle-ci éprouve, selon l'exposition, selon l'éloignement du littoral, selon la configuration et la hauteur des lieux, des changemens partiels qu'il est bon de noter, puisque, de ces circonstances résultent, comme nous l'avons vu déjà, autant de conditions qui accroissent ou diminuent localement la chaleur du climat.

L'air enfin se trouve, en certains points de l'Algérie, mêlé à des principes hétérogènes qui, tantôt en vicient chimiquement la salubrité (miasme des marais), tantôt l'altèrent physiquement et le rendent irritant : tel est le sable apporté par le vent du sud.

L'air du versant nord est d'autant plus salubre et semblable à celui de l'Europe qu'on le respire dans un lieu à la fois élevé et peu distant du littoral. C'est en ces endroits que les anciens Maures construisaient ces maisons de campagne, si nombreuses autour d'Alger, où ils allaient passer l'été. Indépendamment du souffle prédominant du vent de nord, rafraîchi par son passage sur la mer, on sent, sur le littoral, cette brise quotidienne dont nous avons parlé déjà, et dont le bienfait s'étend jusqu'à une distance qui varie, selon le degré d'élévation et d'éloignement des obstacles.

Le soir, à quatre ou cinq heures, la brise fait place

au vent plus tiède de terre ; mais l'obliquité déjà très marquée et le peu de chaleur, à cette heure, des rayons solaires, compensent heureusement la température chaude que ne manquerait pas de produire ce vent, s'il soufflait pendant la période méridienne du jour.

Dans la zône méridionale, l'air, imprégné d'une lumière plus intense, semble être embrasé, et il produit le ton particulier, si bien nommé *ton chaud*, que les artistes remarquent au ciel du désert. L'extrême raréfaction de l'air, dans cette zône, rend ce fluide insuffisant pour la respiration. C'est cette insuffisance qui provoque la gêne à respirer et les vertiges qu'on y éprouve. L'Européen forcé, dans ces circonstances, de fournir une course, chemine morne et silencieux, et un poids énorme semble lui charger le crâne.

Mais quand l'air est renouvelé par des courans qui, sous le nom de *sirocco*, sont venus du désert, les accidens se compliquent. Près de la limite Saharienne du territoire, on a vu ce vent soulever des masses considérables de sable, capables d'engloutir des caravanes tout entières.

Dans les mois de juillet, août et septembre, il franchit souvent l'Atlas et va se faire sentir sur le versant nord, et même en Espagne et en Italie. Il y apporte avec lui les particules sablonneuses les plus ténues qu'il avait déplacées et forme, à l'horizon maritime, un nuage brunâtre qui en efface la ligne circulaire.

Arrivé ainsi au littoral, et pendant tout son trajet sur le versant nord, le sirocco n'a pas cessé d'être fort incommode; il pique les yeux, excite la soif, gerce les orifices du nez et de la bouche, sèche la peau, exalte et endolorit les nerfs ; il fait aussi craquer les meubles et les papiers de tenture.

Mais lorsqu'on en reçoit l'influence sur le versant sud, les accidens qu'il détermine se prononcent jusqu'au délire. Au rapport de M. Guyon, Chirurgien en chef de l'armée, dans les deux expéditions de M. le maréchal Bugeaud en 1836 (province d'Oran), pendant les plus fortes chaleurs de l'été, on compta, dans la troupe, jusqu'à onze suicides. Voici, du reste, une description qu'a donnée un de nos confrères des plus terribles effets de ce vent (1) : « Notre petite armée fut assaillie dans le désert par un sirocco qui souffla trois jours. J'aimerais mieux être condamné à vivre dans les étuves humides des Arabes, ou à chauffer perpétuellement les fourneaux des machines à vapeur, que d'être astreint à passer mes jours dans cet air aride, lourd et énervant. Notre respiration était saccadée et sonore, et la poitrine oppressée faisait de pénibles efforts pour aspirer un air démesurément dilaté, dont il eût fallu un large volume, pour suffire à une vivifi-

(1) Lettres d'Afrique. *Gazette Médicale*, 1846.

cation complète du sang. Une barre pesait sur notre front; nous avions des éblouissemens, et nous entendions comme d'étranges rumeurs bruire dans nos oreilles. Une énergique constriction nous serrait la gorge, et une sorte de cauchemar pesait sur notre épigastre. Les lèvres et les narines, crevassées par la poussière ardente que fouettait le vent du désert, étaient douloureuses et arides; nos jambes tremblaient, et de temps en temps nous sentions des bouffées de chaleur, suivie quelquefois de vagues frissons et d'un surcroît de défaillance voisin de la syncope. Nous étions dans un état de demi-asphyxie et de congestion cérébrale, le visage injecté, les lèvres cyanosées: le pouls était fort, rebondissant, ou bien, au contraire, faible et irrégulier, quelquefois plein, souple et lent.... Notre intelligence était obtuse, nos sens paresseux et peu sûrs; le mouvement nous répugnait; l'anxiété et l'agitation nous portaient à nous retourner en tous sens; on étouffait sous la tente; en plein air la raffale brûlante nous suffoquait; on ne pouvait se tenir debout; on redoutait de se coucher, à cause de la plus grande élévation de la température des couches inférieures de l'atmosphère échauffées par le sable; la sueur coulait à flots; on buvait outre mesure, mais la soif était insatiable; et quand l'estomac était distendu, la dyspnée augmentait ainsi que le malaise général et l'anxiété épigastrique. Le sol était si chaud qu'on ne pouvait y tenir la main appliquée. Les chiens inquiets, haletans, respiraient avec grand bruit, et changeaient à chaque instant de place, comme s'ils eussent marché sur une plaque chauffée au feu. Un grand nombre de ces animaux périrent. Si l'eau avait manqué, c'en était fait de la colonne ; et ceux qui, après nous, auraient foulé le sable du désert, eussent pu dire à la morne solitude: rendez-nous nos légions ! »

Les plaines et les bas plateaux du sol de l'Algérie présentent, sous le rapport du degré de salubrité de l'air, deux inconvéniens qui tiennent à ce que ce fluide s'y renouvelle moins bien que partout ailleurs, et ensuite au défaut de culture d'une terre à fond argileux. Il s'y renouvelle moins bien, à cause des montagnes dont ces plaines sont d'ordinaire entourées; et l'inculture, avec texture argileuse du sol, a pour effet d'entretenir des fermentations de matières organiques dont les produits gazeux vicient l'atmosphère. De là des fièvres intermittentes, qui se montreront d'autant plus graves que la localité sera à la fois moins élevée, plus encaissée et plus chaude.

Cette disposition encaissée des plaines basses les prive de l'influence des grands courans atmosphériques. Il n'y règne guère que des vents *partiels* dont l'influence est ordinairement pernicieuse. Dans la plaine de la Métidja, par exemple, le vent habituel court de l'ouest à l'est, c'est-à-dire qu'il aboutit au Fondouck.

On a comparé, avec assez de raison, la vie de l'homme forcé d'habiter des plaines confinées, à celle d'un poisson de rivière qu'on relèguerait dans un étang. Il ne s'y soutient que dans un état de langueur extrême.

Dans les gorges et dans les ravins profonds et tortueux, ce renouvellement insuffisant de l'air est à son comble, ainsi que l'excessive chaleur et l'insalubrité qui résultent d'une telle disposition du sol.

C'est au sommet des montagnes, sur leurs plateaux élevés et dégagés de l'entourage d'autres collines, que l'atmosphère réunit les meilleures conditions de salubrité. La légèreté plus grande de l'air, dans ces régions, y rend celui-ci plus mobile ; le refroidissement ou l'échauffement qu'éprouve ce fluide, par son contact avec des roches compactes, tantôt vivement chauffées par le soleil, tantôt, au contraire, subitement refroidies par la retraite de cet astre, sont cause que, dans ces lieux, il y a des secousses atmosphériques violentes et soudaines, qu'on est surpris et fâcheusement impressionné de rencontrer, lorsque, quelques heures avant d'arriver sur ces hauteurs, l'air était accablant et dans un calme absolu.

## § 4.

## Des Eaux.

*Eau hygrométrique.* On sait que partout l'air renferme en expansion, et à l'état de gaz invisible, des quantités variables de vapeur d'eau, et nous avons déjà vu qu'en Algérie, comme dans tous les pays chauds, l'air est chargé d'une extrême humidité; mais la proportion n'en est pas la même, dans toutes les localités ni dans toutes les saisons. Sur le littoral, dans les lieux bas et confinés, dans les plaines, elle est plus grande que sur les hauteurs, sur les crêtes et sur les plateaux exposés à une active ventilation. Dans ces dernières localités, en effet, l'air, plus sec, permettant au calorique terrestre son libre rayonnement, est cause qu'on y souffre moins de la chaleur. Tandis que là où l'air, par son humidité, fait obstacle à l'émission de ce calorique, il est plus chaud et surtout il paraît l'être, ce que nous exprimons en disant que le temps est *lourd.* Cet effet est d'ordinaire très-marqué par un temps d'orage, et pendant nos automnes plus ou moins humides.

Quand souffle le vent du désert, la quantité d'eau hygrométrique atteint son *minimum;* et alors qu'en temps ordinaire, l'abondance de cette vapeur invisible rouille l'acier poli et pique les étoffes de soie, alors aussi qu'en automne elle entretient une sueur collante sur la peau, dont elle diminue l'exhalation, nous voyons, par le sirocco, des phénomènes tout opposés s'offrir à l'observation.

Entre ces deux extrêmes d'humidité et de sécheresse de l'air, existe une moyenne qui s'exprime encore par l'élévation de l'hygromètre au plus haut degré.

*Rosées.* Les rosées, qui résultent de la condensation de l'humidité de l'air, sous l'influence du froid relatif des nuits, ne se trouvent pas non plus également abondantes partout. Quoiqu'en général plus considérables dans les localités où l'atmosphère est le plus humide, c'est-à-dire sur le littoral, dans les ravins et dans les plaines basses et encaissées, on voit cependant les rosées devenir plus abondantes, dans les lieux où l'aridité du sol cause le refroidissement plus prompt de celui-ci. C'est pourquoi, dans la zône inculte du sud, où l'air est réellement moins humide que sur le versant nord, l'on voit cependant, en été, la terre se mouiller plus encore qu'on ne l'observe sur la zône littorale. Ces sortes de pluies nocturnes de notre saison sèche traversent les vêtemens et causent toujours un vif sentiment de froid.

*Brouillards.* Il est peu de plaines en Algérie qui, matin et soir, ne se couvrent d'une couche épaisse de brouillards. Elle y séjourne tant que le soleil n'y envoie pas assez de chaleur, pour la réduire en gaz invisible. On peut voir presque tous les jours, à Alger, des hauteurs de Kouba, la plaine de la Métidja ainsi voilée. Ce phénomène disparaît d'ordinaire pendant la journée. Cependant, si le vent y souffle du nord, en rasant le sol, il persiste toute la journée, et il semble que la mer, dont la plage ne s'aperçoit plus, ait fait irruption dans la plaine, qui alors prend l'aspect d'une grande rade.

Il n'est même pas très-rare, en été, de voir toute la mer en être elle-même couverte jusqu'à l'horizon, ce qui rend momentanément la navigation de la côte dangereuse, pour les marins inexpérimentés. Quand, pendant l'été, le vent du nord souffle dans des régions atmosphériques élevées, on voit les brouillards qui se forment sur son passage rester comme suspendus au flanc des montagnes, contre lesquelles ce vent a passé. Nous avons observé assez souvent ce phénomène sur les hauteurs de Mustapha, près d'Alger. On le retrouve, d'ailleurs, très-communément près des crêtes qui dominent tous les massifs du littoral.

*Nuages.* Rien n'est plus rare ici que ces temps nébuleux, si fréquens dans le nord de l'Europe et qui persistent pendant des mois entiers : ciel de plomb qui pèse sur l'âme, dont il comprime l'expansivité et qu'il livre aux tristesses du *spleen*. En Algérie, un nuage vient, il se juge de suite. Le soleil le dissipe, ou bien il tombe comme en masse.

*Pluies. — Grêle.* Pendant la saison chaude, on est quelquefois trois ou quatre mois sans avoir une goutte de pluie. C'est surtout de juin à septembre. Alors le pays est très-sec, et le peu de verdure, échappée aux chaleurs, n'est entretenue que par les rosées. S'il pleut par hasard pendant cette saison, c'est à peine si la poussière des routes s'humecte superficiellement. Sitôt que les larges gouttes de cette pluie touchent le sol, elles sont renvoyées en vapeur dans l'air qui s'en sature. Aussi ces ondées, au lieu de rafraîchir l'atmosphère, la rendent-elles, sinon plus chaude, au moins beaucoup plus insupportable qu'auparavant.

Telles sont les pluies de l'été; et c'est presque toujours après que le sirocco a soufflé, qu'elles se manifestent. Une fois, en effet, que la masse atmosphérique sus-algérienne, raréfiée par ce vent, a cessé de se ruer vers le nord, où elle entraîne toute la vapeur aqueuse qu'elle avait amassée sur son passage, deux phénomènes doivent se succéder : le premier, c'est la précipitation, dans ce vide relatif, des couches supérieures et septentrionales qui, plus froides, ont condensé et réduit en nuages les vapeurs venues du sud; le second, c'est la formation de la pluie. Ainsi, vents de nord ou de nord-ouest, nuages et pluies, voilà les trois faits météorologiques successifs qu'on peut presque sûrement annoncer, après le règne du sirocco. Ces pluies fondent tantôt sur le littoral, tantôt, ce qui arrive le plus souvent, dans le voisinage des crêtes de l'Atlas, dont la masse attire les nuages, en même temps que le milieu atmosphérique plus froid qu'elles occupent réduit ceux-ci plus promptement en eau liquide. Rarement elles se passent, sans avoir été accompagnées de phénomènes électriques plus ou moins violens, c'est-à-dire d'éclairs, de tonnerre et de grêle. On voit alors, si l'orage éclate après le coucher du soleil, le ciel presque continuellement embrasé, et l'on entend un roulement ininterrompu d'explosions; mais je ne sache pas que jamais la foudre soit tombée, si ce n'est peut-être sur les cîmes de l'Atlas, qui semblent servir de paratonnerres au littoral (1).

Les pluies de l'hivernage ne commencent guère qu'en octobre et novembre. Elles durent alors de cinquante à soixante jours; et, chose remarquable, c'est que, pendant ce court laps de temps, il en tombe, en moyenne, 79 centimètres, c'est-à-dire plus qu'à Paris, où la quantité d'eau recueillie pendant les neuf ou dix mois de la saison pluvieuse n'est que de 53 centimètres. Cette différence donne la mesure de la violence avec laquelle elles fondent sur l'Algérie. Les colonnes expéditionnaires qui sont en route par ce temps de pluie, ont souvent leur marche coupée par des rivières improvisées qui parcourent les sinuosités des ravins. Des bataillons ont dû traverser ces torrens jusqu'à vingt-deux fois dans le même jour, ayant de l'eau au-dessus de la ceinture.

(1) Ces lignes étaient à peine écrites, que la foudre est tombée à Alger, au grand étonnement de tout le monde, et plus particulièrement des indigènes, même des plus âgés, qui n'ont pas manqué de voir dans ce phénomène, tout-à-fait nouveau pour eux, une preuve manifeste de la colère de Dieu contre les infidèles.

A la différence des ondées passagères de l'été, ces pluies torrentielles amènent dans la température un abaissement subit, d'autant plus sensible à l'organisme, qu'on était dès long-temps habitué à une vive chaleur, et que la force de réaction s'est trouvée plus affaiblie par les fatigues de la saison chaude. L'humidité pénètre partout, et quoique le thermomètre marque encore + 10 ou 12° centigrades, il faut faire du feu presque comme pendant nos hivers d'Europe.

*Neige et Glace.* Rare sur le littoral, la neige est, au contraire, très-fréquente et assez abondante sur les points élevés. Nous avons vu que quand ce météore se montre sur le littoral, il y prolonge peu son séjour, et encore n'est-ce guère que sur les collines qu'on l'y observe pendant quelques jours, comme cela a eu lieu en 1842. C'est même à cette époque que nous vîmes, un matin, les routes des environs d'Alger couvertes d'une légère couche de glace. Les indigènes ne se souvenaient pas d'avoir jamais ressenti, dans cette localité, un hiver aussi rigoureux.

A Constantine, d'après M. le doct. Bonafond (Géog. Méd.), il y a souvent de la neige du 1er janvier au 31 mars. Lors de la première expédition de Constantine, elle tomba pendant trois jours consécutifs, et il y en eut jusqu'à un décimètre d'épaisseur sur le sol. On se souvient de l'éboulement considérable de neige sous lequel fut englouti, l'hiver dernier, un bataillon qui était en marche dans cette province; à la suite de cet accident, un grand nombre d'hommes périt de congélation.

A Médéah, Milianah, etc., il ne se passe point d'hiver, sans que le sol n'en reste plus ou moins longtemps couvert. Et même cette nappe blanche, repoussant de la terre, déjà refroidie, l'action des rayons solaires, la température atmosphérique s'abaisse souvent à un degré capable de produire de la glace. C'est à cette circonstance, jointe à l'élévation du sol et à l'humidité moindre de l'air dans ces régions, qu'il faut attribuer les hivers presque européens qu'on y observe.

L'abaissement de température qu'éprouvent les vents, par leur passage sur ces montagnes couvertes de neige, excède ce qu'on pourrait imaginer; car il est porté à ce point que, dans certaines localités, on voit le vent du désert produire, selon la saison, les extrêmes de chaud et de froid. Ainsi, à Guelma, le sirocco souffle pendant l'été, avec l'ardeur habituelle de son haleine. Mais l'hiver, avant que d'arriver à la ville, il dépose son calorique, en traversant un massif de montagnes tapissées de neige, et c'est sous son influence que M. le docteur Grellois a vu le thermomètre baisser rapidement à — 0°,1 centigrade.

*Mer. — Lacs salés.* Nous savons que la zône septentrionale de l'Algérie est bordée par la Méditerranée, et nous avons vu quelle était, sur la température du climat local de cette région, la part d'influence qui appartient à son voisinage.

La zône opposée présente, en divers points, des eaux salées, tantôt disposées en petites flaques multipliées dans les plaines, tantôt réunies en masses considérables pour former de véritables lacs. Nos soldats en marche, et privés d'eau depuis plusieurs jours, ont été souvent séduits et trompés par l'aspect limpide de ces eaux. Il en est dont la soif ardente ne recule pas devant leur saveur désagréable et qui en boivent de grandes quantités, mais non sans être ensuite sérieusement incommodés. L'organe du goût semble pourtant, à la longue, finir par s'y habituer jusqu'à un certain point. Mon confrère, M. le docteur Cabrol, qui accompagna Antonini dans sa tournée d'inspection à Biskara, m'a raconté qu'ayant recueilli dans une bouteille, près de cette oasis, d'une eau qu'il ne trouva alors que très-légèrement saumâtre, il fut tout étonné, quand, arrivé à Alger, il la goûta de nouveau, de lui trouver une saveur excessivement salée et insupportable. Or, près de Biskara, habitué qu'il était, depuis plusieurs jours, à ces sortes d'eaux, il l'avait bue presque avec plaisir.

*Rivières, Sources.* La disposition généralement inclinée du sol et la nature du climat expliquent de reste la rareté des rivières dans le pays que nous décrivons; car on n'appellera pas de ce nom les torrens, quelque larges et impétueux qu'ils soient, qui suivent les pluies diluviennes de l'hivernage. Cependant, sur les pentes les moins abruptes de la zône septentrionale, on en trouve quelques-unes.

Les principales sont :

*Dans la province d'Alger :* l'Aratch, le Mazafran, le Hamise, la Chiffa, le Chéliff, l'Oued-Allalah, l'Isser, le Kébir.

*Dans la province d'Oran :* la Tafna, le Tlemcen, le Sig.

*Dans la province de Constantine :* la Seybouse, le Rummel.

Aucune de ces rivières n'est navigable. Leur lit est peu profond. Leur masse qui, par l'effet du grossissement momentané qu'elle éprouve chaque hiver, a rongé ses digues, diminue et se resserre pendant l'été, et elle se traîne alors dans un lit presque toujours vaseux. A mesure que ces eaux se rapprochent de la mer, leur cours se ralentit jusqu'à ce qu'enfin, arrivées à la portion horizontale de la plage, elles s'élargissent en nappe triangulaire ou *delta*, devant le barrage de sable qu'accumule sur les plages le travail incessant de la vague marine. Ce barrage disparaît quand les grandes pluies, ayant grossi les rivières, donnent plus de chasse à leur courant, auquel alors rien ne résiste. Mais la même cause ramène le même effet, c'est-à-dire qu'une fois les pluies passées, avec le retour de la belle saison, le même obstacle reproduit le *delta,* toujours composé d'eau douce et d'eau de mer. De cette rivière saumâtre, là presque stagnante, et d'ordinaire bordée de limon et d'une végétation paludéenne, s'exhalent des principes miasmatiques plus nuisibles que ceux même des marais d'eau douce de la plaine; et la fâcheuse coïncidence de l'existence de ces sortes de mares et du choix qu'on fait nécessairement du voisinage des rivières pour l'assiette des villes, est, en Algérie, une ombre à peu près indélébile au tableau de la salubrité d'ailleurs si grande du littoral.

*Eaux de source et jaillissante.* Ces eaux sont généralement communes et abondantes. On se souvient qu'au moment de la disette d'eau qui menaçait, en 1830, à Torre-Chica, l'armée de débarquement, on eut l'heureuse idée de creuser le sol pour établir des puits, et que non-seulement, au milieu de la presqu'île, on trouva de l'eau potable à cinq pieds de profondeur, mais même qu'à quelques pas de la mer, en sondant de deux pieds, on obtenait de l'eau qui, bien que légèrement saumâtre, était encore potable.

La question de la possibilité d'obtenir en Algérie des puits artésiens, paraît être résolue de la manière la plus heureuse par M. Fournel. D'après l'étude faite par ce savant ingénieur, de la structure géologique de notre sol, l'eau jaillissante, très-difficile et souvent impossible à obtenir sur le versant nord, où, en revanche, les sources sont assez abondantes, semblerait pouvoir être obtenue sur tous les points du versant sud où manquent les sources, au moyen d'un forage assez peu profond. Plusieurs oasis de cette zône sont même, dit-on, alimentés d'eaux douces jaillissantes, et il paraîtrait que les Arabes y savent pratiquer l'opération du forage.

*Eaux minérales.* Tout le monde connaît l'action curative des eaux minérales contre une foule de maladies, et spécialement contre les engorgemens des viscères abdominaux, si fréquens chez les habitans des localités marécageuses, et contre les affections rhumatismales. Or il n'est pas toujours sans inconvénient, quand les personnes atteintes de ces affections habitent l'Afrique depuis long-temps, de les exposer à un réacclimatement européen; et enfin, les frais du voyage et du séjour aux établissemens d'eaux thermales d'Europe ne sont pas à la portée de toutes les fortunes. L'abondance des eaux minérales en Algérie, et leurs variétés salines, ferrugineuses, arsenicales, sulfureuses froides et chaudes, permettent d'espérer qu'un jour, les Européens seront dispensés de quitter l'Afrique pour faire usage de ces eaux médicamenteuses. Les indigènes qui professent, pour plusieurs de ces sources, un culte auquel la religion ne pouvait pas manquer de se mêler, nous ont mis à cet égard sur la voie d'utiles découvertes. Et déjà, un service médical régulier a été, depuis deux ans, organisé à titre d'essai, par ordre du Ministre de la guerre, aux sources thermales d'Hammam-Righa, d'Hammam-Meskhoutin et d'Hammam-el-Louun, à douze lieues d'Alger.

Les principales des sources d'eaux minérales qu'on trouve en Algérie, sont :

1° Dans la province de Constantine :

A. La source d'Hammam-Berda; température de l'eau : + 24° centigrades.

B. Celle d'Hammam-Meskoutin, près de Medjez-Amar; ces eaux sont de nature saline avec odeur sulfureuse. M. Tripier, chef de la pharmacie centrale d'Alger, y a découvert des traces d'arsenic, et nous devons, sur leurs propriétés médicinales, de précieuses notions au docteur Grellois, qui, pendant deux années, en a étudié avec soin le mode d'action. Cette source se subdivise en plusieurs autres dont la température varie entre + 95° et + 46° centigr. Elles se rapprochent, par leur composition chimique, de nos eaux européennes de Balaruc, de Plombières, de Bagnères-Bigorre, qu'elles pourraient au besoin remplacer.

C. Non loin d'Hammam-Meskoutin existe aussi une source d'eau ferrugineuse.

D. La source de Sidi-Yacoub, à l'entrée du Rummel; elle porte + 26° centigrades.

E. La source légèrement sulfureuse de Aïn-Assan.

F. La fontaine dite Sidi-Mimoun, portant + 26°.

G. La source de Sidi-Habessi, qui porte + 26°.

H. La source sulfureuse de la plaine de Témelouk.

I. La source de Bocemerzouck, qui porte + 22°.

2° Dans la province d'Alger :

A. Il existe, à 60 kilomètres d'Alger, dans la tribu de Beni-Moussa, située dans une gorge de l'Atlas, une source sulfureuse dite d'Hammam-Ellouan. Cette eau et les boues qu'elle dépose sont utilisées par les indigènes contre les maladies de la peau. Ils y ont construit deux bassins pour les baigneurs. L'un est destiné à recevoir les eaux, l'autre les boues.

B. Enfin, à quelques lieues de Milianah, se trouve la source thermale d'Hammam-Righa, où des militaires ont été envoyés depuis deux ans, confiés à l'habile direction médicale de MM. les docteurs Malle et Hubert.

3° Dans la province d'Oran :

A. M. le docteur Bonafond a reconnu, entre Tlemcen et la Tafna, à droite de l'Isser, une source thermale dont il n'indique pas le nom. (*Géogr. méd.*)

B. Sur la route de Mers-el-Kébir à Oran, et à trois kilomètres de cette ville, se trouve, au bord de la mer, une source d'eaux thermales de nature saline, marquant, à sa sortie de la source, + 46° centigrades. Cet établissement, appelé Hammam-sidi-Dédéyop par les Arabes, qui, depuis des siècles, l'avaient en très-grande vénération, est tenu aujourd'hui par un Européen, et porte le nom de *Bains de la Reine.* Il y existe douze baignoires; et, d'après l'intéressante notice publiée par M. le docteur Hutin (1), ces eaux, dont autrefois des Musulmans de Tunis, de Maroc, d'Alger, et même des Espagnols, venaient faire usage, et desquelles ils obtenaient de nombreuses guérisons, seraient aptes à remplacer, par leur mode d'action thérapeutique, les eaux de Plombières et de Bourbonne.

---

(1) Notice sur les eaux thermales des Bains de la Reine, par M. Hutin. (*Annales de thérapeutique et de toxicologie.* Octobre 1846.)

## CHAPITRE II.

### PRODUITS ORGANIQUES DU SOL.

§ 1er.

### Règne Végétal.

**De la culture en Algérie, et de ses rapports avec la salubrité du pays.**

Après la beauté du ciel, la chose que le voyageur admire le plus, quand il vient, pour la première fois, visiter l'Algérie, c'est le luxe de la végétation. Celle-ci, qui commence en hiver, s'y développe, en effet, avec une vigueur dont nos climats d'Europe n'offrent pas d'exemple. Malheureusement, elle n'a qu'une courte durée. Ici, la nature semble pressée de créer et de détruire; toutes les évolutions, toutes les métamorphoses s'exécutent avec rapidité. En juin, déjà, et en juillet, les périodes de floraison et de fructification sont accomplies; et les seules plantes qui échappent à la sécheresse que répand sur le sol la chaleur de ces deux mois, sont celles dont les racines plongent assez dans la terre pour y trouver l'humidité disparue de la surface.

Il est cependant certaines localités basses qu'on peut cultiver en tout temps. Mais, pour être complètement vrai, il faut dire que ces récoltes hors saison sont assez maigres, et que, là même comme ailleurs, malgré la fécondité que donne le soleil quand on y joint l'humidité, la nature, en définitive, maintient sa loi universelle d'intermittence de repos et de mouvement.

L'Algérie doit, à la spécialité de son climat mixte et à la structure accidentée de son sol, le privilége de se prêter, selon les lieux, à la culture des plantes des zônes tempérées et des zônes chaudes. Ainsi, le café, l'indigo, la canne à sucre, le coton, le tabac, l'opium, le ricin, qui rendent la France tributaire des climats tropicaux, ont été obtenus en Algérie; comme, d'un autre côté, l'on y obtient aussi, mais avec des qualités jusqu'ici un peu inférieures, les légumes d'Europe, que nous envient tant les contrées voisines de la ligne où ces sortes de végétaux croissent difficilement. Mais jusqu'à quel point et dans quels lieux chacune de ces cultures réussit-elle? Au prix de quel labeur, et dans la perspective de quels produits peut-on s'y livrer? On n'est pas encore fixé à cet égard. L'expérience cependant promet déjà les chances les plus heureuses de succès à l'olivier, au mûrier, au tabac, et peut-être au coton, mais, certainement, aux céréales.

Du reste, il est, en Algérie, peu de villes de quelque importance qui n'aient leur pépinière, leur ferme ou leur jardin d'essai. Et nul doute que les travaux d'ensemble dirigés par l'administration, dans le but d'*essayer* partout le sol, n'éclaircissent, un jour, ces problèmes. Cependant tout le monde comprend combien il serait désirable que le concours plus actif de l'industrie particulière, dont les ressources sont nécessairement bornées, et qui, à ce titre, devient spécialement compétente dans la question de l'avantage des rendemens, se joignît aux essais tentés par les soins de l'État, dont les opérations ont d'abord pour objet la possibilité d'obtenir tel ou tel produit. Mais il faudrait, pour cela, qu'une population agricole plus nombreuse s'attachât enfin à l'exploitation du sol; et il le faudrait surtout, dans l'intérêt hygiénique des deux cent mille Européens qui habitent actuellement ce pays.

Malgré l'évidence, devenue aujourd'hui presque triviale, de l'influence favorable de la culture sur l'état sanitaire des peuples, son importance grandit tellement à mesure qu'on se rapproche de l'équateur, où, au contraire, elle semble être le plus négligée, qu'il est utile encore de la faire ressortir à propos de notre colonie.

Cet axiôme : *Là où croît un pain, naît un homme*, est éternellement vrai, car la densité et la fécondité des populations sont en raison de la richesse du sol. Sans nous arrêter aux bienfaits de l'aisance que répand la culture, constatons seulement la qualité meilleure qu'elle donne aux grains et aux pâturages, c'est-à-dire au pain et à la viande des troupeaux, en un mot aux alimens de l'homme.

Ce n'est pas tout. La culture, en confiant au sol des élémens de production, utilise l'eau qui y stagnait; et les matériaux organiques, dont l'amas et la fermentation engendraient des maladies, pousseront l'activité végétative des plantes et des semences qu'on y déposera; si bien que ces plaines qui, abandonnées, répandaient autour d'elles la misère et la mort, produiront désormais la richesse et la vie. Car la terre, comme l'individu, ne peut pas ne pas agir : il n'est pas, dans la nature, d'existence négative; et, de même que l'homme inoccupé tourne au mal, de même, par une sorte de châtiment providentiel, l'inculture d'une contrée la rend plus ou moins directement mortelle à ses paresseux habitans.

La multiplication des grands végétaux sera aussi, pour nos possessions, un des plus puissans modificateurs du climat, et cela par plusieurs raisons qu'il est facile de déduire. D'abord la culture des arbres, en empêchant une dessication trop profonde du sol, protége la petite végétation; accumulés sous le nom de forêts, ils servent d'écran contre l'ardeur brûlante du soleil; sans les forêts, on l'a dit, il n'y a point de prospérité territoriale possible, et, par conséquent, aucune chance de bien-être pour les populations. En effet, les arbres consolident les pentes des montagnes, dont ils enlacent l'humus dans l'immense réseau de leurs racines multipliées. Alors il ne suffira plus des pluies d'une seule saison pour enlever, en la ravinant, la terre que des siècles avaient péniblement amassée. La fermeté du sol permettra, à son tour, aux eaux courantes de se créer un lit plus stable, et empêchera les inondations produites par l'usure trop facile de leurs rives. Alors plus de marais si fréquemment causés par ces accidens; et l'on aura, au moins, des cours d'eau réguliers et plus considérables, qu'on emploiera, à volonté et en saison opportune, aux irrigations. Qui ne sait, aussi, que le boisement du sol arrête les miasmes répandus dans l'air, épure celui-ci, le rend plus vivifiant, par l'échange qui s'y fait entre les produits de l'expiration des plantes (acide carbonique) et les besoins de la respiration de l'homme (oxigène). Une forêt existait aux environs de Rome, séparant la campagne romaine des marais Pontins; cette forêt fut abattue, et le pays, sain jusque-là, devint inhabitable.

Les forêts, par leur masse, modèrent l'impétuosité des vents; elles condensent sur les feuilles et les branches, par une action lente mais incessante, l'eau évaporée du sol, en même temps que l'électricité, l'un des produits de cette évaporation, se trouve ramenée par la tige au réservoir commun. De là des pluies plus rares; de là moins d'orages et moins de grêle qui désolent les moissons; de là aussi le tarissement plus tardif des sources. Et enfin, l'organe de la vue, que la lumière intense d'un climat chaud finit souvent par affecter en le stimulant à l'excès, éprouve, à se reposer sur la nuance que leur feuillage étale, un sentiment de bien-être auquel toutes les fonctions prennent une part salutaire (1).

Si donc la culture et le boisement sont, en général, les premières précautions hygiéniques dont les populations doivent s'entourer, c'est dans un climat chaud, c'est en Algérie, que cette nécessité est la plus urgente; c'est là qu'elle devrait éveiller les premières sollicitudes des Colons.

Tel n'est pas malheureusement l'ordre naturel des

(1) Voyons du reste ce qui passe en France. Les 30 millions d'hectares en forêts que possédait la France, il y a 400 ans, se réduisent aujourd'hui à 400,000 hectares de haute futaie, et à 6 millions 7 à 800 hectares en taillis. Le produit de ce déboisement, c'est, d'une part, le refroidissement de son climat (Fuster), et d'autre part, ce sont les désastreux débordemens du Rhône, de la Saône, de l'Allier et de la Loire.

opérations humaines dans une colonie qui s'élève. Après la conquête, le commerce doit prendre pied; commerce fiévreux dans lequel le désir d'une prompte fortune ne craint pas d'ouvrir un crédit sur la vie elle-même. Puis vient la période des constructions (1). Puis enfin un moment arrive où les populations agglomérées dans les villes, et impuissantes à se suffire par l'échange des objets de petit commerce, doivent demander au pays l'aliment dont elles ont besoin. Mais cette période de transition est critique. Pressées désormais entre un double écueil, si elles ne cultivent pas, elles sont menacées de pénurie, car l'importation des denrées venues du dehors accroît la cherté de la vie, et la cherté de la vie est une cause de dépopulation; si elles cultivent le sol encore vierge et marécageux, elles sont menacées de maladies; de telle sorte que si l'hygiène eût pu être écoutée à temps, elle eût prévenu un mal que, désormais, elle n'est plus appelée qu'à réparer.

Mais, dira-t-on, c'est aux gouvernemens à régler ces difficultés, et, dans l'occasion, à garantir les individus du danger de leurs erreurs et de leurs propres écarts. Nous ne prétendons nous faire, ici, ni l'avocat ni le juge des actes administratifs de l'Algérie; nous

(1) La valeur des constructions s'est élevée, depuis 1836, en Algérie, à une somme d'au moins 53 millions. (Tabl. de la sit., 1845, page 265.)

croyons cependant qu'on ne peut refuser aux faits suivans un sens favorable aux exigences de l'observation qui précède. Tout le monde connaît la triste célébrité de la province de Bône, jadis si meurtrière à cause de ses marais : l'assainissement qui en a été opéré par les travaux de l'état, fait aujourd'hui, de cette contrée, l'une des plus prospères de l'Algérie. Le village de Bouffarick, près d'Alger, bâti sur un terrain marécageux, est devenu, depuis le desséchement que l'administration en a effectué, un des points les plus salubres de la division. Le service si important des desséchemens, prend, depuis quelques années, un essor des plus actifs qui garantit l'avenir sanitaire du pays. Partout où l'on crée des centres de population, le génie militaire s'occupe, par divers travaux, à maîtriser les eaux et à utiliser les sources selon les besoins domestiques et les nécessités de la culture. Un des plus beaux ouvrages exécutés dans ce but, existe à Ténez, et fait le plus grand honneur au colonel Tripier, chef du Génie de la subdivision. Les bras de l'armée ont été employés, en 1844, au desséchement d'une portion du Sahel d'Alger. Enfin un mémoire existe entre les mains du Ministre, à l'appui d'un projet portant à une somme de trois millions l'achèvement, d'ici à quelques années, du desséchement complet de la plaine de la Métidja (huit cents kilomètres carrés), dont la culture sera, pour notre capitale, d'une si grande ressource, et, pour son hygiène, d'un si précieux secours.

Si, maintenant, nous plaçant à un point de vue moins général, nous jetons un coup d'œil sur le règne végétal dans les trois zônes que nous avons établies, nous trouvons une végétation beaucoup plus abondante sur le versant nord que sur le versant sud. Toutefois la proximité trop grande de la plage est contraire au développement de presque toutes les plantes, ce qui tient à l'action, plus vive là qu'ailleurs, des vents de nord chargés en outre, à cet endroit, d'une humidité saline, qui, se déposant sur les feuilles, en altère le tissu et en tue la vitalité. Le massif d'Alger et les plaines de la province de Bône et de Constantine sont, sans contredit, les points où la végétation est la plus belle en Algérie. On y observe principalement l'oranger, le citronnier, l'olivier, le mûrier, le grenadier, le caroubier, le jujubier, le bananier, le dattier et le palmier nain *(Chamœrops humilis*, LINNÉ), le figuier ordinaire et celui de Barbarie, *(Cactus opuntia*, LINNÉ), l'aloès *(Agave americana*, LINNÉ), la vigne, l'abricotier, le prunier, le pêcher, le poirier, le cognassier, l'amandier, etc., etc.

La province d'Oran est, sous ce rapport, bien inférieure à celle de Constantine, où la culture des céréales est susceptible du plus riche développement.

La végétation a, dans cette zône, une influence

incontestable sur les différences de température du jour et de la nuit. D'après les expériences faites dans un jardin près d'Alger, par M. Casimir Broussais, cette différence n'est que de deux ou trois degrés, tandis que, d'après les observations recueillies, en 1830, par M. Baudens, à sept lieues de là, sur la plage inculte de Torre-Chica, elle fut, dans le même mois, de 18 ou 20 degrés. C'est surtout dans les anfractuosités du versant septentrional, qu'on voit se multiplier la végétation spontanée qui compose ces masses inextricables de broussailles, où le figuier de Barbarie, associé au lentisque et à l'aloès, se trouve enlacé dans les mille branches d'une exubérante quantité de *Smilax* et de clématites dont on ne peut traverser le rempart qu'avec la flamme. C'est en brûlant ces broussailles que, tous les ans, les Arabes nous donnent le spectacle de ces feux qu'on voit quelquefois, pendant plusieurs nuits de l'été, illuminer l'horizon.

Sur le versant sud et sur la limite saharienne de ce versant, à part quelques oasis formées à la faveur d'une dépression du sol qu'arrosent et fertilisent des sources vagues, on ne rencontre guère que des plantes herbacées et passagères. Il y a même des régions où l'on peut parcourir jusqu'à dix myriamètres et plus, sans trouver aucune plante ligneuse ni d'autre végétal que ces grandes herbes coriaces connues sous le nom de spart (*Stipa tenacissima*, Linné), dont les Arabes fabriquent des cordes, et dont quelquefois, dans les expéditions, les chevaux de l'armée sont réduits à se nourrir. Cependant, en se dirigeant du désert vers le nord, on trouve encore, sur ce versant, quelques plaines et quelques bouquets d'arbres fruitiers; mais il faut s'élever.

On comprend que les crêtes, ordinairement rocailleuses, semblables de loin à des blocs de pierre ponce, doivent être dépourvues de végétation. Cependant quelques sommets des moins aigus voient s'élever, de distance en distance, quelques petits arbres maigres et rabougris, parmi lesquels nous nommerons le pin, les chênes-verts, le lentisque, etc., etc.

Quant aux forêts actuellement existantes, on a reconnu qu'elles ne sont pas aussi rares qu'on l'avait cru d'abord. Sans compter de nombreuses forêts d'une étendue non évaluée, et dont l'existence a été seulement signalée, par exemple, dans la Kabylie, dans la partie nord de l'Edough, dans le Dahra, etc., etc., la totalité des forêts reconnues, tant par le service forestier que par le service du Génie, était évalué, au 31 décembre 1845, à 365,040 hectares de superficie.

Parmi ces forêts, les unes peuplées de chêne-liége, sont exploitables, surtout en vue de la production du liége.

Les autres produisent du bois d'œuvre et de chauffage. Le cèdre du Liban a été trouvé, formant une forêt près de Teniet-el-Hâad.

D'autres enfin devront être exploitées, en vue de l'alimentation des usines à fer qui pourront être créées sur les points qu'elles occupent. *(Tableau de la situation, 1845.)*

§ 2.

## Règne Animal.

Nous nous bornerons, dans cet article, à l'indication des principales espèces animales utiles et nuisibles qui existent en Algérie.

La chaleur du climat d'Afrique est favorable à la génération de plusieurs espèces d'insectes qui, dans quelques localités et dans certaines saisons, y constituent de véritables fléaux.

*Puces.* On croirait à peine aux myriades de puces qui, dans presque tous les points nouvellement occupés de l'Algérie, sourdent du sol et viennent assiéger de leurs piqûres les premiers Européens qui s'y établissent. Quoiqu'elles soient, en général, d'une petitesse extrême, leur morsure n'en est pas moins assez douloureuse pour empêcher le sommeil; et quand on s'y est exposé pendant quelques jours, toute la peau se couvre de petites ecchymoses en tel nombre que, parfois, l'épaisseur d'une tête d'épingle tiendrait à peine dans leurs intervalles. Comme ces insectes recherchent de préférence à toute autre habitation, les plis de nos vêtemens, où leur instinct semble les porter à se réserver une retraite, nos militaires ont, pour s'en préserver, pris l'habitude de se coucher sans chemise.

*Moustiques.* Dans les localités humides, la pullulation des moustiques est un inconvénient qu'il est impossible d'éviter. Répandus surtout dans les plaines marécageuses, on les retrouve encore dans l'étage inférieur des habitations, surtout dans le voisinage des citernes. Ils paraissent aussi s'attacher de préférence à la peau des arrivans pour lesquels ils sont, pendant quelque temps, un tourment, d'où peuvent résulter l'insomnie et quelquefois même un peu de fièvre.

*Scorpions.* Dans les vieilles masures et sous les pierres des terrains incultes, on rencontre assez souvent des scorpions (*Buthus ater* et *Buthus occitanus*, Leach). Bien que la piqûre de ces animaux développe de la douleur, avec enflûre œdémateuse de la partie blessée, et qu'elle provoque quelquefois, mais exceptionnellement, de plus sérieux accidens, nous pensons qu'en général, on en a beaucoup exagéré le danger. L'application d'une goutte d'ammoniaque ou, à son défaut, d'un peu de vinaigre, est le moyen généralement usité contre cette blessure.

*Sauterelles.* Le vent du sud a amené, à diverses époques, en Algérie, et notamment en 1845, des nuées de sauterelles (1). L'apparition de ces animaux ayant coïn-

---

(1) Deux espèces y ont apparu successivement, savoir : l'*Acrydium peregrinum* (Latreille), et l'*OEdipoda migratoria* (Audinet-Serville).

cidé autrefois avec l'explosion d'épidémies et d'épizooties graves, parmi lesquelles les indigènes nomment avec effroi la peste, les Arabes se livraient, à l'occasion de cet événement, aux conjectures les plus sinistres, mais qui ne se sont, comme tant d'autres de leurs présages, en aucune façon réalisées. Un Israélite digne de foi, m'a pourtant assuré qu'à une époque il avait vu des sources tellement infectées par les cadavres de ces insectes, que les individus et les animaux qui en avaient bu l'eau, mouraient d'accidens qui, d'après la peinture qu'il m'en faisait, représentaient assez bien les symptômes de nos fièvres putrides ou adynamiques. On comprend alors, quand surtout on songe à l'incurie de l'espèce d'administration qui dirigeait les affaires de la Régence, au temps des Turcs, que des épidémies aient pu être causées autrefois par ces animaux; mais rien ne démontre que ce fût la peste. M. C. Broussais décrit, avec une exactitude à laquelle nous, comme lui témoin du phénomène, n'aurions rien à ajouter, la dernière irruption que les sauterelles ont faite à Alger: « Ces insectes aîlés remplissent tellement l'atmosphère, à travers laquelle ils voltigent en tous sens, qu'aussitôt que vous sortez, vous en êtes à l'instant tout couvert; elles sautent de tout côté, voltigent dans les replis de vos vêtemens, vous heurtent au visage et pénétreraient même dans votre bouche, si elles la trouvaient ouverte. On les voit couvrant le sol par milliers, sans laisser un pouce de terrain à nu, s'acheminer en colonne, suivant une marche que quelques-unes dirigent ou paraissent diriger, et que suit régulièrement l'armée tout entière. Le 28 mai de cette année (1845), au moment où je longeais la route d'Alger à la Maison Carrée et de celle-ci au Fondouck, pour aller visiter la tribu des Aribes, le chemin était tellement tapissé de ces sauterelles qu'il ressemblait à une large bande jaune. C'était l'époque de l'accouplement de cette première troupe, et il était facile de saisir ces insectes; on les écrasait par centaines.

» Partout où les sauterelles ont passé, c'en est fait de la végétation. On voit des champs de légumes complètement dévastés et n'offrant plus, au bout de quelques jours, que quelques racines blanchâtres et coriaces qui ont résisté à la voracité de ces insectes. Une plaine verdoyante, envahie par eux, n'est bientôt plus qu'un champ aride, où ne s'élève plus un seul brin d'herbe. Heureusement qu'apportés par le vent, ces animaux voyageurs sont entraînés au bout de quelques jours, du moins en grande partie, laissant quelques langues de terre intactes. » Mais ces invasions sont rares; c'est depuis seize ans, que nous occupons cette contrée, la première qu'on ait observée.

*Cochenille.* M. Simounet, pharmacien à Alger, qui a importé ce précieux insecte en Algérie, où le nopal

(*Cactus cochinillifer*, Linné), réussit très-bien, a démontré la possibilité de faire, de cette exploitation, une industrie qui peut devenir importante.

*Ver-à-soie.* La culture facile de toutes les espèces de mûriers, et la douce température du climat, permettent d'espérer du ver-à-soie les produits les plus avantageux ; nous avons été témoin de quelques résultats obtenus par un propriétaire de nos amis, membre de la société agricole d'Alger : cette question n'est pas douteuse pour lui.

*Abeilles.* Les indigènes s'occupent de l'éducation de l'abeille ; mais le peu d'intelligence et d'activité qu'ils mettent à cette exploitation, comme dans toutes celles qu'ils entreprennent, n'a pas donné, à beaucoup près, la mesure des avantages qu'on pourrait en retirer.

*Sangsues* (1). L'abondance des sangsues, dans la plupart des ruisseaux de la plaine, d'où les Arabes les tirent pour en approvisionner les hôpitaux et les pharmacies de l'Algérie, est une précieuse ressource pour l'art de guérir, quand on songe surtout à la difficulté extrême de sauver ces annélides des périls d'un long trajet. Nous avons, dans quelques fontaines, une es-

(1) C'est l'*hirudo troctina* (Moquin-Tandon, 1846), vulgairement *sangsue d'Afrique* ou *dragon*, que l'on trouve généralement en Algérie, quoique l'*Hirudo médicinalis* (M.-T., 1846), sangsue médicinale ou grise, sangsue médicinale ou verte, y soit également signalée.

pèce de sangsue dite *sangsue de cheval (hœmopis sanguisuga,* MOQUIN-TENDON, *1846)* qui, y existant en filets imperceptibles, est avalée souvent par les individus, hommes et bêtes, qui en boivent l'eau. C'est à la gorge et dans le larynx qu'elle s'attache le plus ordinairement. Elle y devient alors la cause d'hémorrhagies accompagnées de toux, accidens qui simulent assez bien les symptômes d'une lésion grave du poumon.

*Poissons. — Coquillages. — Crustacés. — Polypiers.* Tout le littoral fournit une quantité abondante de poissons, dont les espèces diffèrent très-peu de celles qu'on pêche dans nos ports du midi de la France. On a trouvé, il y a quelques années, un banc d'huîtres devant Sidi-Ferruch, où existe actuellement un village de pêcheurs européens.

Les crustacés tels que langoustes, crabes, etc., y sont très-communs.

On sait qu'autrefois la pêche du corail était une des richesses de la côte septentrionale de l'Afrique.

*Gibier et Volaille.* Le gibier est partout assez abondant en Algérie, et ne diffère pas, sauf la qualité, qui est généralement moins bonne, de celui du midi de l'Europe. La volaille y est d'espèce plus petite; et, assez communément, celle qu'on y importe d'Espagne dégénère. Le sanglier y est commun; mais sa chair, plus blanche, plus compacte et moins odorante que celle de cet animal en France, est aussi d'un goût moins agréable.

*Bétail et Bêtes de somme.* Ce que nous venons de dire de la volaille peut aussi s'appliquer au bétail. Les bœufs, moutons et chèvres sont de petite taille. Les vaches produisent peu de lait, et cet aliment est fourni ici par des chèvres apportées de Malte.

Les chevaux de haute taille deviennent tous les jours moins communs. Cet animal, peu tolérant pour ses pareils, est au contraire, avec l'homme, généralement plus doux que nos chevaux d'Europe. Le mulet, que sa sobriété et la solidité de son pied dans les chemins les plus ardus, rendent si précieux pour le service de l'armée, est très-recherché. Mais un animal que rien ne pourrait remplacer dans la ville d'Alger, dont certaines rues étroites et rapides n'admettent pas les voitures, c'est l'âne.

Les chameaux (*camelus bactrianus*, L.; et *camelus dromedarius*, L.), rares sur le littoral, sont très-répandus, au contraire, dans l'intérieur, d'où ils viennent sur le versant nord, conduits en caravanes par des Arabes du Sahara, qui apportent dans notre zône le produit de leur récolte en dattes, miel, cire, pour remporter des céréales et des effets d'habillemens.

*Espèces sauvages diverses.* Les lions, assez communs dans certaines localités de la province d'Oran, ne se rencontrent que rarement dans celle d'Alger. D'après certains récits des indigènes, on aurait vu de ces animaux s'attacher aux pas des voyageurs et les suivre long-temps sans les attaquer. Les Arabes sont convaincus qu'il suffit alors de les accabler, avec l'accent de la menace, des plus grossières paroles de leur langage, pour les intimider et les tenir en respect.

On a rencontré, à diverses époques, à peu de distance du littoral, des panthères (1) et des hyènes (*hyœna vulgaris*, Desmarets, hyène rayée), que la faim, pendant la sécheresse, poussait vers les régions les mieux cultivées. On sait que ces animaux fuyent en général l'approche de l'homme.

Il est peu de villes ou de campagnes au voisinage desquelles, pendant la nuit, ne s'entendent les hurlemens aigus de bandes affamées de chacals accourus pour chercher leur nourriture. Au moindre bruit, ils disparaissent comme l'éclair.

---

(1) Ou mieux, Léopards (*felis leopardus*, Linné et Temminck).

# CHAPITRE III.

## DE LA POPULATION.

---

Rien de plus bigarré que la population de l'Algérie. Une foule de nations différentes concourent à la former. Africains de diverses races, et Européens français, allemands, espagnols, portugais, italiens, grecs, maltais, russes, prussiens, belges, polonais, suisses, anglais, etc., etc.; tels sont les élémens qui la constituent.

Toutes ces classes d'individus, que nous diviserons en deux groupes, sous les titres de population *indigène* et *européenne*, ont, chacune, leur manière particulière de vivre, plus ou moins appropriée et plus ou moins contraire au climat; chacune, par conséquent, pratique une hygiène différente. L'analyse comparée que nous allons faire successivement de leurs mœurs respectives, et la connaissance que nous acquerrons ensuite de leur degré d'aptitude à contracter les maladies du pays, en nous éclairant sur l'origine de ces maladies, nous conduiront aux moyens de les prévenir.

## § 1er.

## Population indigène.

Les individus qui composent la population indigène appartiennent à la race blanche. Les diverses nuances de leur peau, généralement cuivrée, n'accusent pas de distinctions originelles; elles tiennent à des circonstances purement locales et sont l'effet d'une insolation intense. Nous avons, parmi nos soldats, des hommes qui, au retour des expéditions d'été, présentent exactement la même teinte de peau que les Arabes de l'intérieur. Il y a bien ici quelques Nègres, mais ils sont originaires du midi de l'Afrique.

Cette population se distingue en deux espèces, dont l'une réside dans les villes, faubourgs, banlieues, et se mêle aux Européens; tandis que l'autre vit séparément, et est organisée en tribus.

Le recensement fait de la première espèce s'élevait, au 1er janvier 1844, au chiffre de 82,425 individus; le nombre de la seconde, établi en 1845, d'après les notes statistiques fournies par les divers bureaux arabes, conformément aux instructions du Ministre de la guerre, s'élève à 3,000,000 au minimum. Celle-ci occupe un espace approximatif de plus de dix-huit millions d'hectares, dont six cent quatre-vingt-quinze se composent de terres labourées. (Tabl. de sa sit., 1845.)

Le tableau suivant, divisé par provinces, âges, sexes et nations, donne la répartition de la première de ces deux espèces de population indigène.

| MUSULMANS. | | | NÈGRES. | | | ISRAÉLITES. | | | TOTAL |
|---|---|---|---|---|---|---|---|---|---|
| Hommes. | Femmes. | Enfans. | hommes | Femmes | Enfans. | Hommes | Femmes. | Enfans. | Général. |
| **Province de Constantine.** | | | | | | | | | |
| 6,386 | 6,500 | 5.885 | 127 | 168 | 19 | 1,295 | 1,339 | 1,053 | 22,782 |
| **Province d'Oran.** | | | | | | | | | |
| 3,318 | 3,292 | 3,156 | 139 | 153 | 110 | 2,533 | 2,105 | 1,976 | 16,782 |
| **Province d'Alger.** | | | | | | | | | |
| 16,627 | 8,665 | 9,263 | 658 | 779 | 183 | 1,539 | 1,648 | 3,477 | 42,859 |
| 63,032 | 18,466 | 18,304 | 924 | 1,120 | 312 | 5,367 | 5,092 | 6,506 | 82,423 |

Comment, au milieu des Européens auxquels ils sont mêlés, se comportent ces 82,423 individus?

Disons d'abord que les indigènes, même ceux des

villes, n'ont guère pris, dans leurs rapports avec nous, que les occasions de lucre qu'a fait naître, dans le pays, l'affluence de peuples nouveaux dont les besoins, plus multipliés et dispendieux, ont amené un roulement considérable d'argent, chose pour laquelle l'Arabe professe un véritable culte.

Cependant quelques indigènes, mais surtout la classe des Israélites, comprennent mieux les avantages de notre civilisation. Plusieurs y ont franchement pris part, malgré la barrière que les différences de religion élèvent entre eux et nous. Ils sont loin d'être insensibles au luxe de nos tables et à la somptuosité de nos fêtes, de nos bals et de nos soirées. Et, parmi les Juifs, déjà un assez grand nombre d'individus des deux sexes, et appartenant à la jeune génération, a adopté notre costume.

Quant aux femmes des Musulmans, elles paraissent jusqu'ici n'avoir que très-peu gagné à la domination française. Toujours même réclusion, même servitude pour elles aujourd'hui qu'autrefois. Et leurs relations avec nos Européennes, dont elles recherchent avidement la visite, ne leur fait que plus péniblement sentir l'état de nullité auquel les ont réduites des institutions barbares, qui leur interdisent jusqu'au droit de pratiquer une religion. S'habiller, se baigner, se teindre en noir, avec du *henné*, les ongles, la paume des mains, les cils et les sourcils; se tresser et se parfumer la chevelure, en y enlaçant des fleurs qu'elles marient aux épingles montées en diamans et aux fichus brodés d'or et d'argent; enfin, élever les enfans et commander aux négresses esclaves, telles sont leurs uniques occupations. Il n'est cependant pas de gracieuses démonstrations qu'elles ne prodiguent à nos dames; mais c'est à la condition que celles-ci se laisseront inventorier de la tête aux pieds, que leur coiffure sera défaite, et toute l'économie de leur toilette critiquée ou admirée. Dans l'engourdissement de cette vie qui s'use dans la résignation, elles ne sont pas, quand elles se comparent aux Européennes, sans trahir, par de fréquens soupirs, les élans de ce vague instinct de femme, qui les avertit qu'elles sont frustrées du rôle légitime auquel les appelle la civilisation. Toutes les coquetteries de leur sexe semblent s'être réfugiées dans les bizarres accoutremens d'une toilette que, dans leur oisiveté, elles font et défont sans cesse, et dont elles se parent sans le moindre goût. En un mot, leur existence est le long symptôme d'un étiolement physique et moral des plus affligeans.

Toute la vénération que les Musulmans professent pour les médecins européens, lève à peine la consigne sévère qui interdit aux hommes étrangers l'accès auprès de leurs femmes. Quelquefois appelé à leur donner des soins, nous n'avons jamais pu voir leur visage qu'en détail, c'est-à-dire en en découvrant successivement une à une les diverses parties dont l'examen était nécessaire à notre exploration médicale; jamais enfin nous n'avons vu leur voile se détacher complètement; or, nous ne parlons ici que des femmes dignes de ce nom, et non de celles que la prostitution a fait passer du harem aux casernes. Ayant eu, il y a quatre ans, à donner des soins à la femme d'un muphti, pendant tout le temps que dura le traitement, le mari, bien qu'il eût consenti à notre introduction chez lui, ne pouvait nous voir entrer qu'avec une humeur très-semblable à de l'indignation. Cependant, quand il vit la malade, qui, depuis un an, avait été vainement brûlée et cautérisée en maint endroit, selon l'habitude assez familière aux guérisseurs du pays, se lever de son lit et reprendre un peu d'embonpoint, il assista pour la première fois à la collation de pâtisseries et de café qu'on apprêtait pour chacune de nos visites; et lorsqu'enfin nous nous retirions pour ne plus revenir, notre tâche étant accomplie, il nous serra affectueusement la main, avec un sourire comme de réconciliation, et nous dit : *Sami, sami sempre* (nous sommes amis pour toujours).

*Habitations.* Les indigènes des villes de l'Algérie occupent, dans ces villes elles-mêmes, ou dans les campagnes qui les avoisinent, des constructions dites *mauresques,* c'est-à-dire des maisons avec cour carrée et galerie intérieures, ornées d'arcades en ogives, que surmonte une terrasse. Les murailles extérieures de ces maisons n'ont guère d'autres fenêtres que de petites lucarnes de trente ou quarante centimètres de haut sur quinze ou vingt de large, constamment ouvertes, et situées à peu de distance des plafonds. Cette disposition facilite, à l'aide d'un courant ascendant et descendant, l'échange continuel, mais insensible, de l'air échauffé du dedans contre l'air plus frais du dehors. Le jour parvient aux chambres à travers des fenêtres pratiquées dans le mur intérieur et qui ne donnent jamais accès qu'à des quantités modérées de lumière. La hauteur de ces habitations ne dépasse pas deux étages, et souvent il n'y en a qu'un seul. Chaque famille a ordinairement sa maison qu'elle habite seule; il n'y a d'exception à cette règle que chez les Israélites peu aisés, et dont la vie n'est d'ailleurs pas murée comme celle des Musulmans. L'espace, dans la demeure des Maures, est donc large pour chacun. Des négresses esclaves y entretiennent la plus sévère propreté. Une fois par mois, les portions de murailles non garnies de marbre ou de faïence sont passées au lait de chaux, ce qui préserve les enduits de l'humidité, et les rend aussi moins susceptibles de se charger des principes méphitiques de l'air.

On peut reprocher aux Juifs de laisser régner dans leurs demeures un excès d'humidité, en répandant sans cesse sur le sol des quantités d'eau qu'ils n'essuient pas assez. Cet inconvénient, réuni à d'autres, tels qu'un logement plus resserré et peut-être une alimentation moins bonne que celle des Maures, tend à développer, dans cette classe d'indigènes, des constitutions molles et à prédominance lymphatique, chose beaucoup plus rare chez les Musulmans. La fréquence bien connue des maladies d'yeux chez les Juifs en particulier, et surtout l'extrême gravité chez eux de ces affections qui entraînent quelquefois la perte de l'œil, nous paraissent dues essentiellement à ces circonstances. L'intensité de la lumière solaire, la poussière charriée par le sirocco, la couleur éclatante des murs blanchis, et les brusques changemens de la température, sont sans doute pour quelque chose dans l'explosion de la maladie; mais ce ne sont là que des causes purement déterminantes, et qui, chez des individus bien constitués, les Européens, par exemple, et les Maures, ne développeront tout au plus que des irritations superficielles de l'œil (conjonctivite). Or, il y a loin de là à ces ophthalmies avec tache blanche de la cornée, boursouflure scrofuleuse du rebord des paupières et chûte des cils, accidens si communs parmi les Juifs d'Alger.

Si on pénètre dans l'intérieur des habitations, on voit des nattes et des tapis étendus presque partout; on y observe aussi des divans, sur lesquels sont empilés quantité de petits coussins destinés à supporter, pendant le sommeil, toutes les parties du corps qui, dans l'attitude du repos, ont besoin de soutien.

Depuis l'occupation française, l'usage de lits en fer assez bien fournis a été introduit dans quelques maisons aisées; mais, le plus souvent, un simple et assez maigre matelas, étendu par terre et sur une natte, sert de lit.

La classe inférieure, c'est-à-dire les portefaix, les biskris, les porteurs d'eau, les manœuvres, etc., etc., n'ont souvent, pendant l'été, d'autre abri qu'une voûte de rue ou qu'une arcade de maison; et là, tous les soirs, enveloppés jusque par-dessus la tête dans leur burnous, ils s'étendent par groupes et serrés les uns contre les autres. Il en est pourtant qui couchent sur des terrasses également en plein air. D'autres enfin logent entassés pêle-mêle, avec des ménages maltais et espagnols du peuple, dans des espèces d'auberges, véritables *cours des miracles*, dont un spécimen curieux existe dans la rue de la Marine.

*Vêtemens.* Le costume des indigènes a été si souvent décrit, qu'il suffira ici d'indiquer, à ce sujet, quelques traits généraux, les plus importans au point de vue qui nous intéresse. De larges et amples vêtemens de laine ou de coton blancs enveloppent, de la tête aux pieds, les Musulmans des deux sexes. Les Israélites semblent, au contraire, s'attacher aux couleurs foncées, mais en laissant toujours de l'ampleur à l'étoffe. Tous les

Arabes indistinctement s'entourent la taille d'une ceinture faisant plusieurs fois le tour du corps. Les hommes se laissent croître la barbe et se rasent les cheveux. Le turban est de mode universelle chez tous. Les Musulmans le portent en étoffe blanche; les Juifs en soie noire. Une calotte de laine est le premier vêtement protecteur de la tête. C'est autour de celui-ci que s'ajustent les autres parties de la coiffure. Les habitans de la plaine et des montagnes suppléent au turban par une pièce d'étoffe qu'ils jettent par-dessus leur calotte, en manière de voile relevé, et sur laquelle s'enroulent plusieurs doubles d'une corde en poil de chameau.

En résumé, on reconnaît, dans la diversité de ces vêtemens, le but commun d'empêcher l'action brusque, sur la peau, de la chaleur et du froid extérieurs; de favoriser le renouvellement de la couche d'air qui existe entre celle-là et les vêtemens; enfin de permettre à l'humeur cutanée sa libre vaporisation.

*Soins de propreté.* Les indigènes font grand usage des bains. Une fois par semaine, à des heures différentes, hommes et femmes se rendent aux établissemens de *bains maures*, où, selon l'habitude que tout le monde connaît, ils se placent dans une étuve sèche qui provoque une transpiration abondante; après quoi, ils s'exposent à un courant d'eau. Puis des esclaves les massent, les étirent et les frottent vigoureusement de la tête aux pieds avec du savon et des parfums.

Toutes ces pratiques, qui ont pour effet d'assouplir les membres, de stimuler aussi légèrement la circulation, et de donner une activité salutaire à toutes les fonctions, surtout à celles de la peau, dont elles nettoient et épanouissent très-bien les pores, n'empêchent pas les ablutions quotidiennes des mains, des pieds et du visage. Ces pratiques sont d'ailleurs prescrites par le Koran.

Dans les maisons de campagne, un large bassin sert de baignoire, pendant l'été, aux femmes qui, ayant momentanément quitté la ville, sont privées des bains Maures. Toutefois, il y a, dans celles de ces maisons qui appartiennent aux plus riches, un local disposé pour ces dernières sortes de bains.

*Alimentation.* La nourriture des indigènes est peu azotée, c'est-à-dire que les substances végétales y prédominent. Cependant les gens aisés, ceux surtout qui habitent le littoral et les villes, mêlent à leur alimentation plus de viande que ne le font ceux de l'intérieur; les pimens, l'ail et l'ognon ne sont pas épargnés. Les viandes rôties et les poissons frits sont réservés aux riches, ainsi que les pâtisseries et les confitures. Ils repoussent avec assez de raison la viande du porc. Le couscoussou, le riz, les figues, les olives et le raisin sec appartiennent plus spécialement aux classes pauvres. On voit les biskris et les portefaix se contenter, pour la nourriture de la journée, d'un pain de deux à trois cents grammes, dans lequel ils versent quelques cuillerées d'huile dite *de bedouin*, c'est-à-dire d'une huile d'olives fortement imprégnée de l'odeur fétide des outres en peau de bouc dans lesquelles on l'apporte à Alger.

Pendant leurs courses dans les montagnes, les Arabes nomades ou guerriers vivent de galettes faites avec de l'orge ou du blé broyé entre deux pierres, et cuites sur une plaque de métal. Un couscoussou grossier, arrosé d'un lait de chèvre souvent aigri, la pastèque, le concombre et des fruits secs forment, chez beaucoup d'indigènes de l'intérieur, la base de l'alimentation.

La boisson ordinaire des populations indigènes se compose du petit-lait *(elben)* provenant de la préparation du beurre, et, à son défaut, ils boivent de l'eau. Cependant, depuis la domination française, les Musulmans aisés mêlent à celle-ci de l'anisette. On sait que le vin leur est sévèrement interdit par le Koran. Ce n'est pas que quelques-uns ne se laissent aller parfois au charme du fruit défendu. Plus d'une buvette d'Alger cache bien des infidélités aux sages prescriptions du divin prophète.

Ils font un très grand usage du café et du tabac à fumer. La faculté qu'ils possèdent de garder longtemps l'abstinence, tient sans doute à l'espèce de narcotisme qu'ils se procurent au moyen de cette liqueur et de la fumée de leurs pipes. Ces habitudes jointes à leur goût pour l'immobilité et à l'insouciance de leur caractère, sont le secret de leur sobriété parfois vraiment fabuleuse.

Cependant cette sobriété, dans laquelle ils suivent plutôt l'entraînement des influences de leur climat que les avis d'une hygiène raisonnée, les abandonne bientôt dès que l'occasion leur en est offerte. Tous les indigènes que nous traitons dans nos hôpitaux, s'y font remarquer par leur gloutonnerie; et les femmes arabes elles-mêmes, que les conséquences de la guerre amènent de leurs tribus à Alger, et en si grand nombre à l'hôpital du Dey, nous étonnent par l'élasticité prodigieuse de leur estomac, capable de loger des doses d'alimens qu'un soldat vigoureux pourrait à peine supporter.

*Constitution et caractère des indigènes.* Si l'on compare, sous le rapport de la constitution physique, la population indigène du littoral et des villes avec celle des tribus, on observe quelques différences.

Les allures du citadin sont plus dégagées et plus mondaines; sa physionomie, quoique toujours grave, se déride plus volontiers que celle de l'Arabe de l'intérieur. Mais la constitution, aussi bien que la manière de vivre de cette population, n'ont que faiblement changé depuis et malgré son contact avec les Européens.

L'Arabe proprement dit, qu'il habite les villes ou les

campagnes, offre un tempérament mixte, à la fois nerveux et bilieux. Sa taille est haute et élancée. Ses membres sont effilés sans être maigres ; ses muscles, de consistance ferme, sont grêles, mais assez bien dessinés. Sa peau est privée de tissu cellulaire, et porte une odeur forte. Sa démarche est alternativement lente et impétueuse. Il passe soudainement d'un état d'extrême indolence à une grande agilité. Tel Biskri que vous veniez de voir, il n'y a qu'un instant, nonchalamment couché au soleil, sera, à votre appel, capable de soutenir, au pas de course, un long trajet, ou de porter de pesans fardeaux. Son regard est aussi tantôt languissant, tantôt dur et méchant. Ses yeux, comme ses cheveux, sont toujours noirs. Jamais nous n'avons vu d'Arabe ayant les yeux bleus ou des cheveux blonds. Parmi les Kabyles, il en est pourtant un assez grand nombre qui sont roux.

L'Arabe est aussi dur au mal qu'insensible au bien. Il est d'une lasciveté dégoûtante, et souvent d'un cynisme révoltant.

Rien, en général, de plus sale que les Musulmanes de la campagne; celles de la Smala nous en ont donné un échantillon. Nubiles de bonne heure, à 9 ou 10 ans, comme sont d'ailleurs celles des villes, elles atteignent, à 35 ou 40, l'apparence de la vieillesse. Elles ne sont pas étrangères au sentiment de la pudeur, qui fait considérer à ce peuple le visage comme une partie à dérober aux regards des étrangers. On a vu beaucoup de nos prisonnières se le cacher sous un masque de boue. Tant d'abjection physique cessera d'étonner quand on saura que ces malheureuses, dans les gourbis ou dans les cabanes grossières en torchis qu'elles habitent, et dont l'atmosphère se renouvelle à peine, vivent au sein des exhalaisons de l'étable qui, assez souvent, forme l'antichambre de ces demeures. Les hommes adultes, du moins, pendant la journée respirent, aux champs où ils vont travailler, un air salubre qui corrige, en eux, les influences du levain malfaisant dont ils se sont saturés dans leurs bouges sordides; les enfans le trouvent dans leurs jeux au milieu de la campagne; mais les femmes et les vieillards, condamnés à disputer incessamment, à des animaux et aux produits de la fermentation de leurs immondes déjections, le principe de la vie, souffrent et se détériorent avant le temps marqué par la nature.

Écoutons M. le docteur Worms, dans le portrait qu'il nous donne du caractère moral des Arabes, mais particulièrement de ceux de la plaine, chez lesquels l'influence délétère des émanations marécageuses ajoute encore, aux effets de la misère, une cause de dégradation :

« Ils sont peu susceptibles d'émotions ; le bienfait et l'injure semblent glisser sur eux sans laisser de trace, et sont reçus avec un calme et une indifférence qui étonnent........ Peu sensibles pour eux-mêmes, ils ne le sont, pour ainsi dire, plus du tout pour ceux qui les entourent, et la perte d'un enfant ou d'une femme amène bien rarement une larme dans leurs yeux. Les liens de famille sont faibles, et la moindre question d'intérêt les résout. Le besoin irrésistible du repos, la répugnance à se fatiguer et à penser, plus encore que le sentiment religieux.... leur dictent cette philosophie de la paresse, qu'on appelle le fanatisme. Plongés dans une insouciance profonde, ils ne sont accessibles qu'à un désir, celui de posséder; aussi recherchent-ils l'argent pour l'enfouir. Ils ignorent leur âge et celui de leur famille, ou, si vous le leur demandez, ils vous répondent : *Allah Allem* (Dieu le sait).

» La coutume, les traditions reçues auxquelles rien n'a changé par et pour eux, voilà leur code. Ainsi, quelque manifestement utiles que puissent être les institutions et les usages nouveaux que vous leur apportez, ils ne les accueilleront pas. La nouveauté est un titre inévitable d'exclusion. Attendez que peu à peu et d'une manière inaperçue, ces améliorations puissent s'infiltrer chez eux; car si vous les leur présentez inopinément, ils refuseront tout d'abord, et par insouciance, et par haine de l'innovation, et parce que, eux, dont toute la vie est un long calcul d'intérêt sordide et matériel, se défieront de vos intentions et se résigneront bien difficilement à croire que leur intérêt seul vous a guidés. Au fond de chacune de vos démarches, ils cherchent le motif intéressé, et ne pouvant le découvrir, ils le supposeront d'autant plus hostile qu'ils croiront que vous prenez à tâche de le leur cacher.

» Ne connaissant d'autre loi sociale que celle de la violence, ils sont habitués à y échapper par la dissimulation et par la fuite ; aussi un long temps se passera encore avant qu'on puisse accepter la garantie de leur parole, et les amener à substituer, à leurs demeures mobiles, des habitations implantées au sol. Habitués, quand ils sont les plus forts, à abuser cruellement de leur supériorité, c'est avec résignation et sans étonnement que, quand ils sont les plus faibles, ils supportent tout ce qu'il plaît au vainqueur de leur imposer. Ainsi, quand après les avoir soumis par les armes, ils nous verront les traiter en égaux, ne comprenant pas qu'on ait la puissance sans en abuser, ils vous croiront faibles et feront de vous l'objet de leurs dédains et de leurs risées.

» Ils ne sont pas naturellement méchans. Ils ne maltraiteront pas un animal, et ne détruiront rien sans but et sans intérêt. Le danger n'a aucun attrait pour eux, et ils évitent volontiers l'occasion de le rencontrer, même quand il est attaché au succès ; aussi les querelles et les guerres entre tribus sont-elles rarement sanglantes, et quand elles ont duré une journée, y a-t-il rarement plus d'un blessé. En somme, l'honneur, la reconnaissance, la haine, ces mobiles si puissans chez nous, ne vivent pas chez eux; l'utile, à leur manière et dans la sphère rétrécie de leurs idées, est leur seul but; aussi le commerce est-il la seule voie par laquelle on puisse graduellement les amener à notre civilisation. . . . . . . . . . . . . . . . . . . . .

. . . . . . . . . . . . . . . . . . . . . . . . . . . . . . .

» Mais, par cela même que l'intérêt matériel les guide seul, ils jugent sainement, et leurs jugemens sont parfaitement dégagés d'illusions : aussi, la moindre inconséquence dans vos actes, la moindre incertitude dans vos volontés, ne sauraient leur échapper ; et ce n'est qu'en leur inspirant une crainte salutaire et une haute idée de votre puissance et de votre volonté, que vous ferez cette population docile et parfaitement soumise. » (WORMS. *Exposition des conditions, etc.*, page 30).

## § 2.

## Population européenne.

**Son accroissement progressif par voie d'immigration. — Sa mortalité.**

Le tableau suivant donne l'état exact de la population européenne de l'Algérie, au 31 décembre 1845. (*Extrait du tableau de la situation, etc., 1845.*)

| Français. | Anglais et Anglo-Maltais. | Espagnols Portugais et Italiens. | Allemands Russes Polonais. | Belges, Suisses, Hollandais, Grecs et divers. | TOTAL. | Hommes. | Femmes. | Enfans. | TOTAL. |
|---|---|---|---|---|---|---|---|---|---|
| **Province d'Alger.** | | | | | | | | | |
| 34,553 | 4,715 | 21,613 | 4,084 | 2,482 | 67,447 | 26,397 | 15,829 | 25,221 | 67,447 |
| **Province de Constantine.** | | | | | | | | | |
| 6,091 | 3,740 | 2,632 | 431 | 218 | 13,109 | 7,493 | 3,505 | 2,111 | 13,109 |
| **Province d'Oran.** | | | | | | | | | |
| 5,695 | 391 | 9,006 | 375 | 93 | 15,563 | 6,433 | 3,668 | 5,462 | 15,563 |
| 46,339 | 8,846 | 33,251 | 4,890 | 2,793 | 96,119 | 40,323 | 23,002 | 32,794 | 96,119 |

Examinons, comme nous l'avons fait pour la population indigène, les conditions hygiéniques auxquelles est soumise cette classe d'habitans.

Avec la variété de provenance des individus qui composent la population européenne en Algérie, on comprend que nous ne pouvons nous arrêter à étudier chaque nationalité séparément. Une analyse si minutieuse n'est, d'ailleurs, pas nécessaire à notre objet. C'est, en effet, moins la nationalité prise en elle-même, que la latitude qu'il occupe, qui détermine les habitudes d'un peuple; et, au fond, il n'y aura jamais de bien grandes différences entre l'hygiène des Allemands et celle des Hollandais et des Anglais, comme il n'y en aura pas de bien tranchées, non plus, entre celles des Espagnols ou des Italiens, et celle des Maltais et de leurs voisins les Arabes, dont ces derniers parlent presque tous le langage. Nous partagerons ces nations européennes en deux groupes, qui sont : 1° les nations du midi, comprenant les Espagnols, les Italiens, les Français méridionaux, les Maltais; 2° les nations du nord, parmi lesquelles figurent les Français des provinces septentrionales, les Allemands, les Prussiens, les Anglais, etc., etc.

1° *Européens du midi.* On remarque, chez les individus qui appartiennent à ce groupe de population, une constitution de force moyenne sèche, un tempérament nerveux, une peau peu perméable aux grandes transpirations; ils réagissent bien contre le froid, et recherchent instinctivement le soleil. Ils sont légèrement vêtus, s'entourent le ventre d'une ceinture roulée par-dessus leurs vêtemens; et, en été comme en hiver, ils ont une veste, un manteau, ou une pièce d'étoffe qu'alternativement ils endossent ou portent sur l'épaule, selon les vicissitudes de la température. Ils sont généralement propres sur eux comme chez eux. Leur alimentation, légèrement excitante, se compose plus particulièrement de légumes, de poissons, de fruits, d'ail, de poivre, d'ognons, de fromages forts, etc., etc.; on ne les voit pas fréquenter les cabarets; ils font usage du tabac à fumer. A ces distractions, les Espagnols, les

Maltais et les Italiens que nous voyons à Alger, joignent un goût prononcé pour la musique; aussi les restaurans fréquentés par eux font-ils la fortune des orchestres ambulans. Aux jours de fête, ils se réunissent par bandes, et, armés de leurs guitares, partie essentielle de leur modeste mobilier, ils en font entendre, jour et nuit, les roulemens monotones accompagnés de chœurs.

Les Espagnols sont, ici, les meilleurs jardiniers; ils tirent un excellent parti du sol, mais la grande culture leur est peu familière. Ils habitent ordinairement les villes et leurs environs. Les Maltais sont plutôt commerçans et revendeurs; les Italiens exercent, de préférence, les professions de maçons, de tailleurs de pierre, et de sculpteurs. Les Français du midi se partagent à peu près toutes les industries; cependant ils s'adonnent peut-être moins à la culture qu'à toute autre occupation. La plupart des méridionaux, dont nous venons d'esquisser les mœurs, se lèvent tôt, se couchent de bonne heure; et, pendant l'été, ils font la *sieste* au milieu du jour. On peut constater aussi, chez eux, des habitudes d'ordre, de travail, d'économie; et ce n'est certainement pas de l'Espagnol venu en Afrique, qu'on peut dire, avec M. de Châteaubriand nous dépeignant la mollesse de ce peuple: qu'il s'endort, enveloppé de son manteau, sur des mines d'or.

Ainsi, pour nous résumer : constitution nerveuse;

activité modérée de la peau; habillement bien adapté aux variations thermométriques; ceinture autour du ventre; habitation des villes ou de leurs environs; sobriété; nourriture végétale, animée de poivre et d'alliacées; mœurs tranquilles et rangées; sage emploi des forces; il y a donc de très-grandes analogies entre ce que nous avons dit plus haut des mœurs arabes et ce que nous venons d'établir au sujet des mœurs européennes du midi. Et ces rapports deviennent d'autant plus tranchés qu'on se rapproche davantage du midi. C'est ainsi que la nation maltaise semble être le chaînon de transition entre l'Espagnol et l'Arabe; comme la nation espagnole se rapproche plus, par ses habitudes, de l'Africain que ne le fait le Provençal. Cependant, au milieu de toutes ces nuances, l'analyse saisit facilement le lien qui, au point de vue hygiénique, confond toutes ces nationalités en un seul et même groupe.

2° *Européens du nord.* L'Européen du nord apporte, au contraire, en Algérie, une constitution forte et athlétique; un tempérament sanguin avec les attributs de cette forme de santé, c'est-à-dire un sang riche, préparé par une respiration active. Sa peau, fine et celluleuse, est sensible au froid comme à la chaleur. Ayant chaud, il recherche avidement la fraîcheur. Il porte des vêtemens épais, difficilement perméables aux produits de l'exhalation cutanée, qui se condense alors sur lui en transpirations abondantes. Il exerce des professions, celles surtout de cultivateur, de faucheur, etc., etc., qui réclament tout le développement de sa vigueur; et, par la nature même de ce genre de travail, il est voué à habiter plus ou moins loin des villes, c'est-à-dire à vivre dans les campagnes, et souvent dans les plaines depuis long-temps incultes, qui lui ont été données en concession. Il supporte des fatigues plus grandes qu'en Europe, et elles sont plus lentes à disparaître ici que chez lui, à cause de l'influence débilitante du climat; l'affaiblissement général qu'il en éprouve au bout d'un certain temps, il le combat, comme il faisait dans son pays, par les alcooliques et l'usage d'une alimentation composée de viande, de lard, etc. Puis un autre ordre de considérations qu'il faut noter, chez le colon du nord, c'est la longue distance qu'il a parcourue péniblement avant son arrivée; c'est la misère dans laquelle il devait être pour se décider à émigrer de si loin; c'est la famille, nombreuse et pauvre, dont il vient souvent chargé; c'est, par conséquent, la nécessité où il est de se loger à l'étroit; c'est la nostalgie, qui s'emparera de son moral, d'autant plus vite qu'il trouvera, dans le nouveau pays, plus de différence avec le sien.

Ainsi, chez l'Européen du nord, constitution riche, forte et sanguine; activité extrême de la peau, rendue ainsi très-impressionnable aux vicissitudes de la température; vêtemens épais, occasionnant des sueurs copieuses; habitation loin des villes, et dans des lieux souvent insalubres; nourriture animale et alcoolisée; peu d'aisance; insuffisance du logement pour de nombreuses familles; prédisposition à la nostalgie.

Bornons-nous, pour le moment, à l'indication de ces traits généraux; plus tard, quand nous parlerons de l'*acclimatement* et des maladies des arrivans, tous ces documens trouveront leur emploi.

Cherchons maintenant dans quelles proportions la population européenne s'est accrue, depuis quelques années, par voie d'immigration, et ce qu'elle a offert de mortalité. Et voyons si, de là, il n'y aurait pas à déduire des données capables de nous fixer sur le degré de *salubrité* du climat.

D'après le recensement établi au 31 décembre 1843, la population européenne s'élevait, à cette époque, au nombre de 59,186 individus, dont 31,023 étrangers, et 28,123 Français. Or, chacun sait que, parmi ces derniers, les Provençaux prédominent très-sensiblement, et, parmi les étrangers, les nations du midi l'emportent aussi beaucoup sur celles du nord, celles-là figurant pour un nombre de 28,079, tandis que celles-ci n'y sont que pour le faible chiffre de 2,944 individus (1). (Tabl. de la sit., 1843.)

---

(1) On voit, chaque année, le chiffre des immigrations sensiblement baisser dès que vient la saison chaude, et se relever pendant l'hiver et au printemps. L'on doit s'applaudir de cette marche dans le mode

La population européenne, qui s'était accrue, pendant 1843, de 17,482 individus, augmente, en 1844, de 36,933; et elle est, à l'époque du dernier recensement, de 96,119 habitans, dont 46,339 Français, et 49,780 étrangers, (Tabl. de la sit., 1845.)

Dans ces trois faits, savoir : prédominance, chaque année croissante de l'immigration des nationaux; prédominance, parmi les divers immigrans, des peuples du midi; enfin, accroissement, dans une proportion très-sensible, de la population européenne, nous voyons un argument statistique qui, bien interprété, prouve, pour sa part, le progrès de la salubrité du pays. Et, en effet, il serait absurde que ceux des Européens que leur nationalité (française) et que leur proximité plus grande de l'Algérie (méridionaux de toute nation) mettent le mieux à même d'être bien informés, fussent précisément ceux qui viendraient, en si forte proportion, peupler la colonie et braver son insalubrité.

Le chiffre, autrefois très-élevé, du nécrologe d'une armée que sa mission, à la fois militaire et colonisatrice, exposait aux plus mauvaises influences d'un pays

---

d'accroissement de la population européenne en Afrique. D'ailleurs, un arrêté ministériel, dont l'exécution date de 1844, a établi, dans l'intérêt de la santé des colons, devant aller s'établir en Algérie, que la délivrance des permis de passages gratuits, serait suspendue du 1er juin au 1er octobre, pour les habitans du nord et du centre de la France, ainsi que pour les colons venant de l'Allemagne et de la Suisse.

tout neuf pour elle, et aux effets, toujours fâcheux, des marais et des grands remuemens de terre opérés pendant le travail des routes et pour la construction des villes, a rendu l'Algérie un épouvantail pour beaucoup de personnes, et l'a fait considérer comme un pays insalubre.

La mortalité considérable des enfans, surtout dans les localités marécageuses, effrayait encore, non sans quelque raison, les personnes chargées de famille.

Enfin, le pêle-mêle qui régnait parmi les élémens, souvent impurs, d'une population indisciplinée, dont il n'était pas au pouvoir d'une administration trop récente d'empêcher les écarts de tout genre, était encore, à l'origine, la cause d'une grande mortalité dans la classe civile.

Toutes ces causes, qui ont fait accuser le climat d'Afrique de torts dont une grande partie n'était réellement imputable qu'aux individus et aux circonstances, ont en partie disparu, et sont, aujourd'hui, appréciées à leur juste valeur par les esprits non prévenus. Voici d'ailleurs quelques documens statistiques qui, je crois, ne seront pas sans valeur dans la question qui nous occupe.

Le nombre des femmes européennes, qui était, à la fin de 1841, de 7,129, s'élève, à la fin de 1843, au chiffre de 14,569, c'est-à-dire qu'il augmente, en deux ans, de plus du double, et surpasse la moitié du nombre des hommes. Enfin, au 31 décembre 1845, ce nombre s'élève à 18,409.

Sur 14,569 femmes débarquées à l'époque du 31 décembre 1844, il y en a 9,063 de mariées, c'est-à-dire 69 pour 100; preuves, non-seulement d'une situation plus régulière et plus morale qu'elle n'avait été jusque-là, mais encore d'une confiance déjà bien établie en la salubrité du pays. Car si on peut soutenir qu'un Européen risque sa vie dans une contrée malsaine pour tenter la fortune, il répugne au sens commun d'admettre que si l'habitation de cette contrée présentait des dangers graves et réels pour la santé, il se déciderait à y exposer sa famille.

Veut-on soumettre cette question à l'épreuve du chiffre proportionnel de la mortalité de l'Algérie, comparé à celui d'autres pays réputés sains, voici ce que nous répondent, à cet effet, les statistiques obituaires.

Le nombre des décès, en 1842, a été, sur une population de 58,846 Européens, de 2,604, ce qui donne une moyenne de 4,42 décès sur 100 habitans. Or, en 1842, cette moyenne a été, à Paris, de 3,28 sur 100 habitans. Dans l'année 1844, en Algérie, le nombre des décès a été de 3,236 sur une population de 75,354 individus, ce qui fait 4,29 pour 100. A Paris, elle fut, dans la même année, de 3,27 pour 100. Assurément, cette différence en plus sur Paris est bien au-dessous de l'idée qu'on s'en fait généralement.

La moyenne de mortalité n'est d'ailleurs pas la même dans tous les points. A Bône, elle est de 5 pour 100; à Philippeville, de 4,6 pour 100; à Oran, de 3,95 pour 100; à Mostaganem, elle est de 3,4 pour 100; différence décroissante qui s'explique, d'abord, par la salubrité, généralement plus grande, des provinces de l'ouest, que tourmentent moins les vents du sud, et où n'existent, pour ainsi dire, pas de marécages. Oran est citée par les indigènes comme le point le plus salubre de l'Algérie.

Enfin, dans la ville d'Alger, on constate, en 1842, 1,275 décès d'Européens. En 1843, bien que cette classe de la population s'y soit accrue de 6,000 âmes, il n'y a eu que 1,261 décès.

D'où l'on voit, d'une part, que la mortalité n'est pas beaucoup plus forte en Algérie qu'à Paris; et, d'autre part, que cette mortalité décroît, ou, en d'autres termes, que la salubrité augmente en raison composée, 1° de la proximité des villes de l'ouest; 2° du meilleur aménagement des villes; 3° de l'éloignement des marécages; et 4° des progrès de la colonisation, amenant à sa suite l'industrie, le commerce et la moralité des populations.

Si, enfin, comme dernier mot dans la question qui nous occupe, on compare nos tables de mortalité à celles des possessions d'outre-mer de la Grande-Bretagne, on en déduit un résultat victorieux contre l'effroi qu'inspire encore, à certains Européens, les chances de mort en Algérie. Au cap de Bonne-Espérance, à Sainte-Hélène, dans les Indes, aux Antilles, etc., etc., la mortalité frappe, en moyenne, 7 Anglais sur 100. Or, la proportion est, ici, à peu près de moitié moins forte sur les Européens, malgré la faible période d'occupation parcourue; malgré le provisoire de certains établissemens; malgré le danger inséparable de tout remuement de terre (1); enfin, malgré les périls attachés aux travaux de desséchement qu'il a fallu exécuter.

C'est à Alger, et dans ses communes, que se concentre avec le plus d'activité la population européenne; c'est vers cette capitale de la France algérienne que convergent les plus sérieuses sollicitudes du gouvernement et les regards des plus riches colons; jetons donc un coup d'œil sommaire sur son état actuel; et, de la comparaison de ce qu'était cette ville sous la domination turque, avec ce qu'elle est devenue depuis l'occupation française, déduisons quels sont les progrès hygiéniques qu'elle a faits, et quelques-uns de ceux qui lui restent encore à faire.

(1) On sait que la construction des fortifications de Paris, qui a nécessité de vastes remuemens de terre, a fait naître, dans la capitale, un grand nombre de fièvres intermittentes, maladies qu'on n'y avait jamais observées que très-rarement. Nous avons vu les mêmes accidens se montrer à Toulon, en 1835 et 1836, lorsqu'on a creusé le port marchand de cette ville.

§ 3.

## De la ville d'Alger.

Si on se représente la ville d'Alger, telle que l'avait faite, en 1830, la domination turque, on se souvient que, vue de la mer, elle offrait, par la réunion de ses maisons, toutes de niveau et surmontées de terrasses parfaitement blanchies et comme continues les unes aux autres, l'aspect d'une large plate-forme pittoresquement jetée en amphithéâtre sur le flanc d'une colline. Ainsi disposée, son intérieur se trouvait à l'abri de la lumière et de la chaleur; elle n'avait pas à craindre les tremblemens de terre.

Quand, après avoir traversé des quais mal entretenus et encombrés d'immondices vomies par les égouts, on pénétrait dans cette cité labyrinthique, on ne voyait que des rues étroites, mal pavées, sombres, sinueuses, souvent sans issues et, en beaucoup d'endroits, couvertes de longues voûtes. Les ordures déposées contre les maisons, ou bien entassées çà et là, sur la voie publique, y fermentaient pendant plusieurs jours, avant d'être enlevées; l'air y était infect et humide; il ne s'y renouvelait qu'avec peine; il y était, à la vérité, d'une grande fraîcheur, même par les temps les plus chauds; on pouvait s'y croire dans une cave.

Les habitations étaient sans fenêtres au dehors; à

leurs murs extérieurs, assez malpropres, et que perçaient cependant quelques rares ouvertures, étroites et solidement grillées, flottaient de longues séries de toiles d'araignées. Mais, en revanche, au-dedans, régnait la plus grande propreté; les lavages et les badigeonnages au lait de chaux n'etaient pas épargnés. Chaque maison était pourvue de sa citerne et d'un puits. Or c'est là que vivaient, sous le régime du sabre et de la peur, 50,000 individus Turcs, Maures, Arabes et Juifs, se livrant, pour la plupart, à un petit commerce de détail, et cachant avec soin leur fortune, s'ils en avaient, dans la crainte des exactions d'un gouvernement arbitraire et cupide. Tous les alentours de la ville, et dans un rayon d'un à deux kilomètres, étaient jonchés de sépultures.

On peut s'étonner d'apprendre, au milieu de conditions, dont un si grand nombre sont évidemment mauvaises, qu'Alger n'ait cependant jamais été ravagé par de graves épidémies; qu'il n'y ait régné que peu de maladies; que la peste, non seulement n'y soit pas née spontanément, mais même que quand elle y a été importée d'Egypte, elle ait disparu bientôt, sans étendre sérieusement ses ravages, et qu'enfin le choléra lui-même n'y ait pas fait plus de victimes que dans nos villes d'Europe. C'est là, sans contredit, un des argumens les plus solides en faveur de la salubrité du climat de l'Algérie. Il faut cependant, pour apprécier toutes choses, ne pas perdre de vue qu'au sein de toutes ces négligences des chefs de l'état, le régime intérieur des habitations était habilement organisé. Ainsi la vie sobre des particuliers, leurs soins incessans de propreté, le silence des passions, et, en général, l'absence d'une misère profonde, comme d'un luxe dont les excès usent et abrègent la vie, corrigeaient les influences fâcheuses; si bien que, sous l'ancienne domination, l'hygiène toute instinctive des individus, en réagissant contre les omissions coupables de l'autorité, suppléait à l'hygiène publique.

En 1830, l'importation de nos mœurs était, en présence du pays, une grande innovation qui, sans l'intervention active des mesures prises par l'administration française, serait infailliblement devenue l'origine de beaucoup de maladies; car si la civilisation européenne a, en Europe, d'incontestables avantages, pour la santé des nations qui l'habitent, transplantée dans une latitude chaude, elle fait naître plusieurs inconvéniens. Comparons, en effet, à cette vie paisible et insouciante de l'indigène, nos habitudes d'activité physique et morale, et la multiplicité variée de nos besoins. Pour conquérir de quoi satisfaire un jour nos goûts de plaisir et de luxe, nous nous consumons en fatigues incessantes; pour reculer tous les jours plus loin la limite de notre capacité gastrique, et flatter nos appétits blasés, nous inventons mille artifices culinaires;

notre vie enfin, dans toutes les manifestations qui la caractérisent, est aussi exaltée, aussi tumultueuse et intempérante que celle des indigènes est calme et sobre, ce qui nous met en contradiction constante avec leur climat.

A l'inverse donc des Arabes qui, au sein de l'incurie de leur administration, devaient à leur hygiène intérieure tant d'immunités contre les maladies dont les menaçait l'insalubrité de leur ville, les Européens devaient, moins soucieux, par nature, que les Arabes, des exigences de l'hygiène privée, rechercher ces immunités dans des mesures sanitaires générales, et dont la direction appartient aux gouvernans.

La loi française n'a pas été sans comprendre cette nécessité, et, disons-le, parce que c'est notre conviction, l'activité lui a beaucoup moins manqué que le temps, pour accomplir en seize ans, mais surtout depuis cinq ou six, ce qu'elle a déjà fait, malgré les préoccupations de la guerre, et les difficultés d'une colonie à créer.

En effet, à travers cet amas irrégulier de maisons serrées les unes contre les autres, on a percé de larges voies, dont plusieurs sont bordées de trottoirs, ou d'arcades surmontées de constructions, dont l'élégance ne le cède en rien à celle de nos plus belles villes de France. Le tiers inférieur environ de la ville a été rehaussé en divers endroits, et, de la portion qui forme aujourd'hui la place Royale, rayonnent plusieurs belles rues. La ville basse vient d'être étendue à peu près du double, par son reculement jusqu'aux murs de la nouvelle enceinte fortifiée. Le port a été agrandi et rendu plus sûr, par le prolongement du môle qu'avaient commencé les Turcs ; et les quais, jadis étroits et immondes, sont remplacés par de larges plates-formes bien dallées, et parfaitement entretenues, où les marchandises sont en sûreté et à l'abri.

Voilà ce que l'hygiène publique devait faire, et a fait de plus important pour le régime intérieur de la ville d'Alger, et pour les besoins du commerce maritime du pays. Mais ce n'est pas tout. Des égouts existent dans chaque rue, portant à la mer les eaux ménagères et les déjections de toute nature. La disposition généralement inclinée du sol se prête au facile écoulement de ces matières qu'entraînent d'aillenrs, en se perdant, les eaux excédantes des fontaines et les pluies.

L'eau y est assez abondante et de bonne qualité. Elle y arrive par quatre aqueducs, qui alimentent vingt-quatre fontaines, débitant ensemble quinze mille mètres cubes d'eau en 24 heures ; ce qui fait 38 litres par jour pour chaque individu, la population étant de de 40,000 âmes *(Tableau de la situation, 1845)*. Des glissemens de terre, du côté de Mustapha, ont obstrué des conduits. Une fois qu'on aura terminé les travaux projetés pour leur réparation, l'eau sera encore plus abondante, et conséquemment le nettoyage des égouts ne laissera plus rien à désirer.

Indépendamment de l'eau fournie par les fontaines, il y a, en général, dans chaque maison, une citerne et souvent avec elle un puits. Nous ferons observer ici que l'eau recueillie dans une citerne neuve est toujours chargée de sels de chaux qui lui donnent une saveur désagréable. Cette première eau devrait être, dans tous les cas, rejetée; ou bien, comme le prescrit notre célèbre chimiste Darcet, il faudrait, si on voulait absolument l'employer aux usages domestiques, la traiter préalablement par une quantité suffisante de noir animal, qui en séparerait les principes nuisibles.

On ne peut douter qu'un arrêté de l'administration ne mette bientôt un frein salutaire à l'entassement, chaque jour plus ambitieux, à Alger, des étages des constructions; car, nous l'avons dit déjà, il faut bien que l'hygiène publique, chez nous Européens, réagisse contre les omissions dont souvent les particuliers, par ignorance moins encore peut-être que par cupidité, se rendent coupables contre eux-mêmes et leurs semblables. Les plus hautes maisons devraient à peine, comme à Londres, s'élever, dans les plus larges rues, à trois étages. Sans tenir compte ici du danger des tremblemens de terre, bornons-nous à constater tout ce qu'il y a d'inconvéniens, dans les pays chauds, à élever ainsi démesurément des constructions qui deviennent de véritables ruches. Supposez aussi, ce qui a lieu en plusieurs points de la ville, une rue étroite, bordée de maisons ayant quatre et cinq étages: la lumière, cet élément si nécessaire au développement du corps, ne pénétrera ni dans la rue, ni dès-lors dans les étages inférieurs; l'humidité y deviendra permanente; et tous les individus, condamnés à vivre dans un tel milieu, s'étioleront et finiront, à la longue, par s'abâtardir. L'air, circulant mal, ne se renouvellera pas; chargé d'eau et de miasmes, il deviendra, au sein d'une ville, un véritable marécage atmosphérique, alimenté par les déjections qui couvrent un pavé jamais complètement séché.

C'est chose triste aussi de voir avec quelle parcimonie l'espace est souvent donné aux chambres de certaines maisons. Il semble qu'on n'use ici de la liberté de multiplier à volonté les fenêtres, que pour fractionner davantage l'espace et réduire les chambres en cellules. Si ce mal est rendu nécessaire par la cherté des terrains, au moins les constructeurs devraient-ils se conformer à quelques conditions qui, sans blesser, ce me semble, sérieusement leurs intérêts, donneraient plus de salubrité à leurs maisons. Sans doute, nous n'oserions ambitionner, pour chaque famille européenne, à l'exemple de ce que nous avons vu chez les indigènes, la possession d'une maison qu'elle habiterait seule; mais nous exprimerons le vœu, que le constructeur laisse des cours intérieures plus spacieuses, ou tout au moins qu'il ne les abrite pas, comme il le fait, dans le but d'en tirer parti, ou afin de garantir de la pluie les galeries intérieures, dont, en cela, les inconvéniens dépassent de beaucoup l'agrément ou l'utilité. Ces abris ont, en effet, pour résultat fâcheux, d'accumuler dans les étages supérieurs, où la chaleur est toujours excessive, toutes les exhalaisons des cuisines d'en bas.

Les terrasses devraient être bâties de façon qu'une couche d'air fût ménagée dans l'intervalle qui les sépare des plafonds; par ce moyen, les chambres placées au-dessous s'échaufferaient beaucoup moins. La couleur noire de l'asphalte absorbe la chaleur : le blanchiment au lait de chaux, qui, au contraire, la repousse, serait donc encore, contre les inconvéniens attachés à la nature de cet enduit, une bonne précaution à prendre et qu'on n'emploie pas assez.

On ne saurait non plus trop éviter la faute, souvent commise au préjudice de la qualité des eaux de citerne, d'élever des animaux (poules, pigeons) sur les terrasses.

*Établissemens publics.* N'ayant pas à faire une topographie spéciale de la ville d'Alger, nous énumèrerons seulement les principaux établissemens publics. Ils sont institués presque tous depuis l'occupation française.

Pour le traitement des malades, il existe plusieurs hôpitaux militaires, un hôpital civil et un dispensaire. L'insuffisance de l'hôpital civil ayant été reconnue, à raison de l'accroissement de la population, une commission a été chargée de désigner le lieu où il conviendrait d'en construire un plus vaste et aussi mieux situé.

Pour la religion, il existe de nombreux bâtimens appropriés aux divers cultes. La cathédrale sera, dans peu de mois sans doute, livrée aux catholiques. On a élevé un fort beau temple pour le culte protestant. Il existe enfin, disséminées dans la ville, plusieurs synagogues et un grand nombre de mosquées.

Nous mentionnerons aussi le palais du Gouverneur, les bâtimens affectés aux services de la Direction de l'intérieur et des finances, plusieurs belles et vastes casernes, l'abattoir militaire, la manutention, etc., etc. Il y a enfin, en projet, un théâtre, un collége royal, un caravansérail, différens postes ou casernes de douanes, une maison d'arrêt et un entrepôt de tabac.

Au bâtiment actuel du collége sont annexés une bibliothèque publique et un Musée d'histoire naturelle, confiés aux soins de M. Berbrugger, membre correspondant de l'Institut.

Il existe aussi, pour l'instruction des deux sexes et

des diverses nations, un assez grand nombre d'institutions, dont plusieurs sont gratuites.

On doit enfin à l'intelligente activité du colonel Marengo une promenade plantée d'arbres, dite *Jardin d'Orléans*. Cette promenade, située dans une bonne exposition, était une création indispensable pour une ville comme Alger, qui, ainsi qu'on peut en juger par cette rapide esquisse, présente déjà l'aspect d'une grande cité de France.

*Physionomie de la population d'Alger*. La population d'Alger présente une physionomie tout-à-fait originale. Rien, en effet, de plus étrange qu'un tel panorama. Certes, aucune ville, pas même Paris, ne développe la même activité que celle qui règne dans nos trois rues artérielles, c'est-à-dire dans celles de la Marine, de Bab-el-Oued et de Bab-Azoun.

Bien des personnes, qui viennent pour la première fois à Alger, lieu ordinaire du débarquement des immigrans, ne peuvent se défendre d'un sentiment de crainte, à la vue des Biskris attendant, au débarcadère, la descente des passagers, dont ils se disputent bruyamment les bagages. Toutes ces vociférations se taisent au simple geste du bâton d'un agent de police arabe, et ces hommes à figure dure, et en apparence si indomptables, se dispersent en un instant, et sont peut-être même plus maniables que bien des portefaix de certaines de nos villes de France.

La variété des costumes de la population d'Alger est surtout chose curieuse. Sous les arcades des rues, où s'écoule péniblement et où s'agite la foule la plus hétérogène qu'on puisse voir, se succèdent, en un instant, des habillemens français civils, militaires et marins, et des costumes maltais, espagnols, musulmans et juifs, des deux sexes, et dont les formes présentent les contrastes les plus heurtés.

Parmi les Européens, il en est dont le visage est animé, l'air affable, les allures dégagées, la conversation vive, et toute la physionomie épanouie; ce sont des *arrivans*. D'autres, au contraire, ont la démarche plus lente, l'air plus sérieux, les traits fatigués; ceux-là sont en Algérie depuis long-temps, et ont habité l'intérieur; car ils portent l'empreinte de l'acclimatement; ils ne sont pas nécessairement malades pour cela; ils ont été seulement modifiés par le climat, c'est-à-dire qu'ils commencent à prendre plus ou moins les habitudes de gravité et d'indolence des indigènes. Mais quelques mois de séjour en Europe les rendront à leur ancien état, et même, chez beaucoup, l'influence de l'hiver amènera le même résultat.

# SECONDE PARTIE.

# PATHOLOGIE.

# DES MALADIES EN ALGÉRIE

## ET DE LEURS CAUSES.

---

Si l'on jette un coup d'œil général sur le tableau annuel des maladies qui sévissent, en Algérie, sur les Européens, les observations qui frappent tout d'abord, ce sont : 1° leur différence de siége et de caractère d'avec celles d'Europe; 2° les dissemblances tranchées qui y séparent celles de la saison tempérée de celles de la saison chaude.

Ainsi, tandis qu'en Europe se font spécialement remarquer les maladies *du poumon* et des *parties supérieure et moyenne du tube digestif*, avec *fond inflammatoire* de la pathologie, ici, au contraire, c'est le *foie* et la *partie inférieure du canal intestinal* qui sont atteints de préférence, en même temps qu'une certaine tendance à l'*adynamie* constitue le caractère fondamental des maladies.

On peut même aller plus loin, et reconnaître que, tandis qu'à l'Europe, plus particulièrement, appartiennent, sous les noms de *fièvre typhoïde* et de *phthisie pulmonaire*, deux maladies dans lesquelles, en vertu d'une loi de solidarité dont le secret nous échappe encore, se trouvent associées des lésions spéciales de l'intestin grêle et du poumon; de même, en Algérie, comme dans tous les pays chauds, on constate l'association endémique des *maladies du foie* et du *gros intestin*.

Si bien qu'en poursuivant ces analogies, on entrevoit, dans l'*hépatite chronique*, très fréquente dans les contrées chaudes, une sorte de *phthisie* des pays chauds; comme, dans la *dysenterie*, se retrouve l'équivalent de la *fièvre typhoïde* des régions tempérées.

Un autre trait distingue encore, sous le rapport de leur évolution annuelle, les maladies du climat qui nous occupe : tandis qu'en Europe c'est l'hiver qui donne à observer le plus de maladies, en Algérie, au contraire, on trouve que leur nombre est de beaucoup plus considérable en été.

Enfin, pendant la saison tempérée, les maladies sont, en Algérie, à peu près semblables à celles des contrées moyennes de l'Europe et des saisons froides et humides de cette région du globe, c'est-à-dire qu'on y observe la prédominance des affections catarrhales, siégeant principalement dans les bronches. A cette constitution, cependant, viennent s'associer, pendant l'hiver de notre climat, des formes morbides *mixtes*, qui participent à la fois de l'influence de la saison actuelle et de la survivance, dans l'organisme, des germes de maladies que l'été y a, en quelque sorte, déposés. C'est ainsi qu'on voit alors, à de fréquentes rechutes de fièvres intermittentes, réveillées par le froid, et aux maladies des viscères abdominaux, s'associer, avec la diarrhée, des bronchites rebelles, des rhumatismes, et, vers la seconde moitié de cette saison, les maladies éruptives qu'amène d'ordinaire avec lui le printemps d'Europe.

Pendant la saison chaude, au contraire, on observe des affections semblables, sauf le degré d'intensité, qui est moindre, à celles des régions tropicales (hépatite, dysenterie). Mais comme, ici, règnent à peu près partout, dans cette saison, indépendamment de la chaleur, les émanations que dégage incessamment un sol vierge ou palustre, on voit s'ajouter aux troubles engendrés par le climat, ceux que ces émanations ont habitude d'occasionner, dans tous les lieux qui les produisent (fièvres intermittentes, engorgemens des viscères abdominaux, etc., etc.). La fréquence, bien connue par tous les médecins d'Afrique, de la complication gastro-hépatique des fièvres et des dysenteries de l'été, confirme, tous les ans, notre proposition.

D'où il suit que les causes des maladies de l'Algérie, pendant la saison chaude (et nous parlerons plus particulièrement de celles-ci), peuvent être ramenées à deux principales, savoir : l'action du CLIMAT et celle des MARAIS. Et tout en reconnaissant que ces causes, le plus souvent confondues dans leur existence, se combinent conséquemment dans leurs effets, et offrent à l'observation des produits marqués au cachet d'une double origine, cependant nous étudierons ceux-ci en deux groupes séparés, sous les titres de maladies d'*acclimatement* et de maladies d'*intoxication marécageuse,* sauf ensuite à tenir compte du résultat de leur combinaison.

# CHAPITRE PREMIER.

## § 1er.

## DES MALADIES D'ACCLIMATEMENT.

> Dans l'état actuel de nos connaissances, celui-là seul est véritablement instruit, qui peut déterminer, à l'occasion de chaque maladie, et sa nature, et son siége, et ses causes, et la production de tous ses phénomènes, et qui sait déduire, de tous ces élémens, l'espèce de médication la plus propre à rétablir la santé.
>
> (BÉGIN, *Phisiologie Pathologique*, t. 1er, p. XIX.)

Ce travail ayant pour objet spécial l'indication des moyens de prévenir les maladies, et la connaissance des causes devant nécessairement être acquise avant que de se mettre en garde contre elles, nous devrons nous attacher, dans ce chapitre, à indiquer, autant que possible, le mécanisme du développement des diverses affections produites par le changement du climat.

L'arrivée récente, d'un pays septentrional dans le climat plus chaud de l'Algérie, telle est la cause générale qui régit le groupe tout entier de nos maladies d'acclimatement.

Mais, remarquons-le bien, qui dit, en cette circonstance, *climat chaud*, exprime une influence extérieure générale, extrêmement complexe dans ses effets; et ceux-ci se traduisent par des manifestations morbides de nature et de siége si différens, qu'une telle cause, à force d'être générale, finit par ne préciser presque plus rien sur quoi l'hygiène puisse baser ses indications.

En effet, si on s'en tenait à la lettre de cette étiologie, l'éloignement du pays, ou bien l'habitation des lieux élevés, qui sont en même temps les plus tempérés, seraient les seuls conseils à donner.

Mais si, pour suppléer à l'insuffisance d'une causalité aussi banale que peu féconde pour l'hygiène, on demande à la physiologie comment la chaleur du climat a produit le mal, elle nous répond par les connexions sympathiques qui unissent la peau et l'intestin, et de là elle déduit d'excellentes indications, fondées sur la nécessité de soustraire l'organe cutané aux agressions d'une haute température, et surtout aux changemens brusques de celle-ci.

Malheureusement, jusqu'ici ses investigations n'ont guère été plus loin. Cependant, ne pourrait-elle pas nous révéler, l'analyse étant poussée plus avant, divers faits qui intéressent, au plus haut point, la pathologie de l'acclimatement aux pays chauds, et, en particulier, l'histoire de la dysenterie? Ainsi, par elle, n'apprendrionsnous pas d'où vient, sous ces latitudes, la préférence spéciale qu'affecte l'inflammation pour le gros intestin; et pourquoi, surtout, d'une cause irritative qui, de *toute* la surface cutanée, converge vers *toute* la surface intestinale, résulte une phlegmasie *bornée* au segment inférieur du tube digestif (colon)? Ne nous dirait-elle pas aussi, pour quelles raisons cette maladie du colon s'exprime, tantôt par un simple flux séreux et indolore, espèce de sueur intestinale (diarrhée); tantôt par l'excrétion pénible d'un mucus plus ou moins abondant (colite franche); tantôt par des déjections hémorrhagiques douloureuses, avec tendance à l'ulcération ou à la mortification des tissus (dysenterie)? Enfin, ne nous donnerait-elle pas la clef de cette consanguinité manifeste qui lie entre elles, toutes variées que soient leurs formes, la plupart des maladies d'acclimatement? C'est en nous plaçant à ce point de vue, que nous allons essayer l'étude de l'étiologie de cette famille d'affections, qui comprend : la *bourbouîlle* ou *gale bédouine;* la *pléthore* ou *fausse pléthore;* la *congestion du foie;* l'*embarras gastrique;* l'*ictère;* la *diarrhée;* la *dysenterie* et l'*hépatite.*

## A. Pléthore. — Gale bédouine.

Chez l'Européen qui arrive du nord en Algérie pendant l'été, les premiers effets de la chaleur sont de dilater la masse sanguine, dont, en même temps que l'énergie circulatoire, la température normale s'accroît; et ensuite de la pousser activement, par un effort centrifuge, vers la périphérie. A la première de ces modifications se rapportent des symptômes de *pléthore générale*, ou des congestions sanguines dirigées sur le cerveau particulièrement, d'où la pesanteur et la douleur de tête avec éblouissemens; accidens qu'éprouvent beaucoup d'arrivans, et qui se terminent souvent, chez eux, par des *epistaxis*. Un repos sagement mesuré, la diminution des alimens, et quelquefois, mais rarement, une saignée, sont les moyens à leur opposer.

Quant à ce qui est de l'expansion de la masse sanguine vers la périphérie, elle a pour résultats l'accroissement de la fonctionnalité de la peau, et l'exhalation de grandes sueurs, dont le principal siége se remarque au dos, aux bras et au cou; c'est à leur suite que se développe, sur ces parties, l'éruption qui, tantôt couvre la peau, sous l'apparence de nombreuses piqûres d'orties (urticaire), et, d'autres fois, sous cette forme beaucoup plus commune, vulgairement appelée, en Algérie, *gale bédouine* ou *bourbouille*.

Il est d'observation générale que les personnes atteintes, à leur arrivée, de cette petite affection, sont les moins sujettes à d'autres maladies, à celles surtout des viscères du ventre; comme si la peau assumait alors sur elle toute la responsabilité de l'acclimatement.

Il n'est guère d'enfans, en Afrique, qui, au retour de chaque été, n'en soient plus ou moins tourmentés. Nous avons vu souvent sa disparition et sa réapparition alternatives amener et guérir, chez ces petits êtres, des diarrhées et des dysenteries. De là l'utilité, quand ils en sont atteints, de les garantir des brusques refroidissemens qui feraient rentrer l'éruption; de surveiller leur régime, afin que l'irritation intestinale, produite par l'excès d'alimens, ne vienne pas déplacer celle de la peau, et de tempérer l'irritation de celle-ci par l'usage de quelques bains émolliens tièdes (eau de son), que remplaceront, au contraire, des bains d'eau de mer tiédie, si l'éruption, en disparaissant, était suivie de diarrhée. En se prolongeant, la *gale bédouine* peut donner lieu à de nombreux furoncles. Les grandes personnes s'abstiendront des alcooliques, d'alimens excitans, et se trouveront mieux des bains d'eau douce que des bains de mer, qui alors, comme nous le verrons par la suite, ne sont pas toujours sans danger.

### B. Embarras gastrique.

La suractivité de tous les mouvemens organiques, à l'époque de l'arrivée, s'exprime, du côté de l'estomac, par l'augmentation momentanée de l'appétit. Mais on sait qu'il est de l'essence de toute exaltation vitale excessive d'être suivie d'abattement; et, ici, l'estomac subit cette loi; ce qui fait déjà que les digestions, par cela même qu'elles ont été très-actives, tombent bientôt dans la langueur et s'embarrassent. Mais d'autres causes, plus puissantes encore, contribuent à amener ce dernier résultat : en effet, l'alanguissement nécessaire de l'hématose, dans l'air plus raréfié d'un climat chaud, imprègne le sang de principes (hydrogène et carbone) qui stupéfient les organes, pervertissent les secrétions, et produisent, en dernière analyse, la concentration de ce fluide apauvri dans le système veineux abdominal; de là, entre autres troubles, des digestions plus lentes, la perte croissante de l'appétit, l'amertume de la bouche, des envies de vomir, et un sentiment de pesanteur à la tête et de lassitude des membres; en un mot, de l'*embarras gastrique* ou *gastro-intestinal*, affection fréquente aussi chez les arrivans, et à laquelle ils opposent imprudemment des excitans, alors qu'à cette époque, la diète végétale, les boissons rafraîchissantes acidulées, et quelquefois légèrement déplétives, un doux purgatif, par exemple, ramèneraient beaucoup mieux à leur rhythme normal de vitalité, les fonctions centrales déprimées.

### C. Ictère, diarrhée bilieuse.

La coloration sensiblement plus foncée et bilieuse des déjections, et une teinte plus ou moins jaune de la peau, ou seulement des yeux, sont encore des phénomènes assez fréquens de l'acclimatement, phénomènes obscurs et dont les individus ne s'aperçoivent souvent pas eux-mêmes. Ils se compliquent quelquefois aussi d'embarras gastro-intestinal, ou même de chaleur intense de la peau, alternant avec des frissons irréguliers et de la sueur. Parfois enfin, à ces divers symptômes se joint de la diarrhée bilieuse, qu'on voit d'ordinaire terminer favorablement les accidens. Or une seule et même cause organique nous paraît commander primitivement tous ces troubles : c'est la congestion des viscères abdominaux, et du foie en particulier ; congestion qui, selon la manière dont elle se comporte, tantôt suspend l'excrétion de la bile, dont une partie pourra être résorbée (ictère avec embarras gastrique); qui, d'autres fois, après avoir momentanément suspendu l'excrétion de cette humeur, en provoque un flux critique abondant (ictère compliqué de diarrhée bilieuse) ; et qui enfin, portée à un degré d'activité plus prononcée, provoque une réaction générale sous forme d'une fièvre rémittente bilieuse, fièvre ici purement symptomatique et distincte de nos fièvres paludéennes, et qui, au lieu du quinquina seulement, réclame, avant celui-ci, l'usage des évacuans. Ainsi, même cause organique, même traitement général.

## D. Diarrhée, Dysenterie, Hépatite.

La persistance de la congestion abdominale de l'acclimatement, en ralentissant l'absorption du bol alimentaire, tend à prolonger le séjour de celui-ci dans le tube digestif, et à pervertir le travail de chymification et de chylification. La membrane muqueuse de ce canal ne peut manquer de réagir contre ce contact prolongé et de durée insolite d'un aliment mal élaboré; et l'effet doit en être surtout sensible dans le gros intestin, auquel l'affaiblissement actuel du pouvoir absorbant de l'intestin grêle impose, de plus, la nécessité de venir en aide à celui-ci, pour terminer la digestion, c'est-à-dire que le colon accomplit supplétivevement une fonction à laquelle il n'était pas habitué encore, ce qui le place en dehors de son rôle physiologique. De là l'orgasme de sa membrane muqueuse, de ses follicules surtout; de là aussi, sans doute, l'origine de sa prédisposition, toute spéciale dans les pays chauds, à contracter l'inflammation, de préférence aux parties supérieures qui échappent au danger de leur inertie sous le contact de l'aliment, en le repoussant jusqu'au segment inférieur, dont la structure en culs-de-sacs successifs ne se prête plus à une exonération si facile. On comprend que l'action exagérée des causes qui ont produit l'état de prédisposition à l'inflammation, pourra amener la phlegmasie elle-même, et que, de là, naîtront des nuances, légères ou vives, de phlogose; c'est-à-dire des *diarrhées* plus ou moins aiguës. (Colite légère ou intense.)

D'autre part, l'injection sanguine, d'abord toute mécanique, des tuniques intestinales, de celles surtout qui sont les plus déclives (colon, rectum); puis l'altération profonde de nutrition, constituée par l'hyposthénie qu'y doit déterminer la stase du sang veineux; et, enfin, la diminution, par l'effet du climat (1), de la plasticité du sang, fondent évidemment, dans le colon, une double prédisposition à *l'hémorrhagie* et à l'*ulcération*, ou à la *mortification* des tissus.

Or si, dans ces circonstances, intervient une cause irritative, agissant soit sympathiquement, soit directement sur le tube digestif, l'inflammation y éclatera; et cette cause, à supposer même qu'elle s'exerce sur toute la surface intestinale, devra borner son action

---

(1) Il résulte des intéressantes recherches de MM. Léonard et Foley, sur l'état du sang dans les maladies de l'Algérie, et même chez des individus sains, indigènes ou acclimatés, que ce fluide y contient une proportion normale de sels solubles (*alcalins*), sensiblement plus forte que celle reconnue par les expérimentateurs qui, en Europe, se sont livrés à ces laborieuses recherches. Ce fait, très-remarquable, rapproché de la fréquence des hémorrhagies et de la fluidité du sang, dans les pays chauds, de la tendance des maladies à y revêtir le caractère adynamique, et mis en regard des anciennes idées d'*alcalescence* et de *dissolution* du fluide nutritif dans les fièvres adynamiques, où s'observe une disposition marquée aux hémorrhagies passives et à la défibrination du sang, mérite de fixer l'attention.

au colon actuellement prédisposé; et la phlegmasie produite, trouvant là une nutrition déjà viciée, avec tendance à l'hémorrhagie, devra s'accompagner d'*exsudation sanguine* et d'*ulcération*, ou même de *gangrène*, c'est-à-dire qu'elle donnera lieu à la *dysenterie* (colite hémorrhagique, ulcéreuse et gangréneuse). Tel est le mécanisme complexe en vertu duquel nous semblent se produire, dans les pays chauds, la diarrhée et la dysenterie. Et si ces maladies s'attaquent, de préférence, aux Européens, surtout à ceux qui arrivent de l'extrême nord, c'est parce que, à plus d'impressionnabilité de la peau, se joint, chez ces individus, l'habitude de prendre, quand la saison est chaude, moins de précautions contre tout refroidissement, et parce que, accoutumés, à relever leurs forces par des alcooliques ou des alimens substantiels et copieux, ils appliquent cette méthode à des latitudes où elle ne convient plus. Ce sont là, en effet, les deux causes déterminantes qui, favorisées par l'état de prédisposition qu'institue la révolution organique de l'acclimatement, provoquent, en Algérie, plus des trois quarts de nos dysenteries.

Si maintenant, ne perdant pas de vue que tous ces phénomènes sont primitivement gouvernés par l'embarras de la circulation abdominale, spécialement dans le foie, on considère que cet organe, à titre de glande qui s'efforce d'échapper à la congestion par les sécréteurs, et à titre aussi de viscère recevant, comme l'intestin, les influences sympathiques de la peau, dont il partage, du reste, dans les latitudes chaudes, la fonction d'hématose supplémentaire; si, dis-je, on admet, ce qu'on ne saurait nier, que le foie, en butte aux mêmes causes (vicissitudes atmosphériques et excès d'alimens) que celles qui déterminent la phlegmasie de l'intestin, devient, comme celui-ci, susceptible de s'enflammer, on comprendra pourquoi si souvent, en Algérie, nous voyons l'*hépatite* et les *abcès du foie*, qui peuvent en être la suite, s'associer à la *dysenterie*.

D'après l'exposé qui précède, la dysenterie d'acclimatement, maladie *multiple* de sa nature, serait donc sous la dépendance primitive de l'embarras circulatoire dont, à l'époque de l'arrivée dans les pays chauds, le système abdominal devient le siége. Et on va voir que l'observation justifie, de tous points, cette manière d'interpréter le développement de l'affection qui nous occupe.

Nous voyons, en effet, tous les jours d'abondantes évacuations bilieuses marquer le début, précéder la terminaison, ou, au moins, modifier très-avantageusement la marche des dysenteries.

Ce sont des selles bilieuses que, dans le traitement de cette maladie, tous les médecins des pays chauds s'efforcent de provoquer, au moyen de l'ipécacuanha, du calomel et des sels neutres qui, en agissant sur les sécréteurs hépatiques et intestinaux, dégorgent le système veineux abdominal, et font ainsi disparaître les déjections sanguines, en leur substituant des évacuations abondantes, d'abord séro-bilieuses, qui, bientôt, font place à de naturelles. Elles modifient aussi avantageusement la vitalité des membranes intestinales, en les débarrassant de l'excès du sang veineux qui en injectait les vaisseaux.

Il n'y a pas, en revanche, de médication plus généralement proscrite, et plus évidemment dangereuse contre la dysenterie aiguë, que l'emploi des *astringens;* mieux vaudrait peut-être encore une expectation absolue, ou l'attente pure et simple des bénéfices du pouvoir médicateur de la nature.

Si enfin, nous voyons, dans les régions tropicales, l'habitation des lieux élevés et les mieux aérés préserver de la dysenterie; si nous voyons aussi des traversées en mer, où l'air est plus vivifiant et plus pur qu'à terre, produire, en présence des dysenteries graves et rebelles des pays chauds, de véritables prodiges thérapeutiques, tandis qu'au contraire l'encombrement des salles d'hôpitaux les aggravent, à quoi attribuer ces merveilleux effets, sinon à la fonctionnalité, rendue par là plus active, des poumons, au profit du système sanguin abdominal, dont alors la circulation reprend son libre cours, comme quand on avait agi par la voie de l'appareil sécréteur?

Quoi qu'il en soit de ces vues théoriques, dont bien d'autres argumens encore pourraient appuyer la démonstration, et dont je n'ai placé ici cet aperçu sommaire fort incomplet, qu'à cause des indications rationnelles qui, tout au moins, en découlent, je déduirai les préceptes suivans, lesquels résument : A. les principales précautions à prendre contre les causes prédisposantes et efficientes de la dysenterie; B. et la pratique la plus généralement usitée dans son traitement.

A. Pour éviter la dysenterie, il faudra :

1° Habiter les lieux où l'air est le plus pur et le moins chaud (littoral, plateaux élevés);

2° Se nourrir d'alimens de facile digestion, et en réduire la quantité et les qualités alibiles, à la première atteinte de diarrhée ou d'embarras gastrique;

3° Se bien garder, à l'époque de l'arrivée, de combattre, par des excitans, la débilité qu'on pourra éprouver;

4° Eviter, quand on aura soif, de s'ingérer de grandes quantités de liquide à la fois;

5° Se garantir, ayant chaud, du refroidissement de la peau; craindre surtout la fraîcheur humide des nuits. Une chose qui semble être un paradoxe, et qui, pourtant, est un fait incontestable d'observation, c'est que, dans les pays chauds, le froid (le froid *relatif*, bien entendu), fait plus de mal aux Européens que la chaleur. C'est au froid des nuits d'été, c'est aux courans d'air qu'ils recherchent, trompés par leur instinct, qu'ils doivent la plupart des diarrhées, des dysenteries, des douleurs rhumatismales et des accès de fièvre intermittente dont ils sont frappés. Quand un indigène s'endort pendant le jour sur le sol, il s'enveloppe de son vêtement de laine, et préfère, pour se coucher, le soleil à l'ombre; il s'éveille bien portant. L'Européen choisit, au contraire, un endroit frais, et souvent il se réveille malade. Les ouvriers européens, habitués au pays, imitent en cela les indigènes et s'en trouvent bien.

B. Quand la dysenterie est déclarée, il faudra :

1° A l'aide d'évacuans, sagement dirigés et habilement dosés, débarrasser le tube digestif des matières bilieuses, âcres, et des résidus alimentaires, plus ou moins mal digérés, qu'il peut contenir;

2° En continuer quelques jours l'emploi, dans le but de solliciter des sécrétions bilioso-séreuses déplétives du système abdominal; et, néanmoins, si l'inflammation locale excède certaines limites, que la pratique médicale seule peut déterminer, il faudra la combattre au moyen d'applications de ventouses sur le ventre, ou de sangsues à l'anus; la saignée générale ne nous a paru qu'exceptionnellement indiquée dans la dysenterie des pays chauds.

3° Après l'emploi de ces moyens, si les selles continuaient à être fréquentes, et surtout douloureuses (ténesme), recourir aux quarts de lavemens amylacés, deux fois par jour, contenant chacun de 6 à 8 gouttes de Laudanum, de Sydenham, et aux bains de siège.

4° Ne point s'astreindre a une diète trop absolue, et, dans les cas ordinaires, prendre, par exemple, au troisième jour, un léger potage matin et soir;

5° Veiller soigneusement au renouvellement et à la pureté de l'air de la chambre, ainsi qu'à l'entretien d'une température douce et uniforme. Ne pas négliger, non plus, d'agir sur la peau, qu'il faudra entretenir parfaitement propre, et qu'il conviendra même de stimuler par de légères frictions.

## § 2.

## Maladies d'acclimatement chez les indigènes et chez les Européens acclimatés.

Le passage d'Europe en Algérie est, avons-nous dit, la cause générale de nos maladies d'acclimatement. A ce point de vue, les indigènes devront en être exempts, ainsi que les acclimatés. Les Européens du midi, que leur hygiène, leur constitution, leurs mœurs rapprochent des indigènes, y seront aussi moins sujets que les Européens du nord; ou bien, quand ils viendront à en être atteints, ces affections, chez eux, se montreront moins graves; enfin, règle générale, la chance à les contracter diminuera en proportion de la proximité du lieu de provenance des individus, et de l'ancienneté de leur séjour en Algérie.

Cependant la transition, tous les ans, de la saison tempérée à la saison chaude, en soumettant l'organisme à une sorte de réacclimatement, remet en problême, chez certains sujets, chez ceux surtout dont, pendant l'hiver, les fonctions nutritives avaient repris une grande activité, l'exemption que possèdent, contre ces maladies, les acclimatés. Comme aussi, l'on comprend que les Européens habitués au climat, et même les indigènes qui habitent une région élevée ou littorale, pourront, en s'exposant sans ménagement à l'influence de localités plus chaudes (zône sud), éprouver des accidens morbides semblables à ceux que provoque, chez les étrangers, l'arrivée récente. Ainsi s'explique pourquoi, à chaque retour de l'été, la plupart des enfans, chez qui la vie plastique est très active, pourquoi certains adultes de fort appétit et à prédominance sanguine pâlissent, perdent leur embonpoint, et languissent quelque temps, contractent même parfois, eux pourtant acclimatés, de véritables maladies d'acclimatement (bourbouille, embarras gastrique, jaunisse, diarrhée, dysenterie). Ainsi s'explique encore pourquoi des Européens, depuis longtemps en Algérie, et qui, comme l'armée, par exemple, passent alternativement de la zône littorale à des zônes plus méridionales et *vice-versâ*, sont, plus que d'autres, et quelle que soit leur ancienneté de séjour en Afrique, exposés à ces maladies; et pourquoi enfin les indigènes eux-mêmes, jusque-là fixés à une région dont leur hygiène instinctive leur avait appris à éviter les influences mauvaises, deviennent, dès qu'ils changent de lieu et d'habitudes, aptes, comme les Européens, à contracter ces affections: témoins les Arabes employés dans l'armée, dont ils partagent, en même temps que les fatigues, les chances de maladies, malgré leur qualité de naturels du pays.

L'acclimatement n'est donc pas un fait absolu. On ne peut donc en soumettre l'acquisition à des limites rigoureuses de temps; toutefois, si l'on veut savoir de la statistique ce qu'elle nous apprend à ce sujet, M. Trolliet (1) nous montre, d'après le tableau qu'il a dressé des observations tirées de sa vaste pratique, « qu'il suffit d'avoir passé un été en Afrique, pour être acclimaté autant que les personnes qui l'ont habitée pendant sept ou huit ans. »

## § 3.

## Maladies d'acclimatement chez les femmes.

La femme est moins sujette que l'homme aux maladies d'acclimatement. Sa sobriété, sa vie sédentaire et paisible expliquent jusqu'à un certain point cette immunité; et c'est probablement pour les mêmes raisons que les hommes à constitution chétive, et qui, par cela même, sont portés à adopter de pareilles mœurs,

(1) *Stat. Méd. de la prov. d'Alger*, p. 138.

sont plus exempts de ces maladies, que les individus forts et sanguins, c'est-à-dire gros mangeurs et grands travailleurs. Cependant, à constitution égale, on remarque encore, chez les femmes, plus d'aptitude à passer la période d'acclimatement sans accidens sérieux du côté de l'appareil digestif. Indépendamment donc de la part qui revient, dans cette circonstance, à leur constitution et à leur hygiène, il faut qu'il existe chez elles quelque chose de particulier, à quoi se rattache la raison de ce privilège.

Nous avons vu précédemment le rôle important que jouait, dans la production du groupe pathologique de l'acclimatement aux pays chauds, l'insuffisance de l'hématose, c'est-à-dire l'excès de carbone dans le sang. Eh bien! ne serait-il pas rationnel d'attribuer une grande partie de l'immunité toute spéciale dont jouit la femme, à l'organe supplémentaire d'hématose (utérus) qu'elle possède, organe qui, même dans l'état normal, balance la fonction des poumons, comme chez l'homme, mais accidentellement, quand, par exemple, il passe dans un pays chaud, c'est le foie qui s'empare de cette suppléance (1)? Si cela était,

(1) Nous lisons, dans l'excellent *Traité d'Hygiène*, de M. le professeur Michel Lévy : « D'après les idées d'une physiologie avancée, la spoliation menstruelle constitue une véritable dépuration. Elle concourt avec la respiration, plus faible chez la femme que chez l'homme, à diminuer l'excès de carbone dans le sang ; elle consti-

c'est-à-dire si réellement les fonctions de l'utérus protégeaient, chez l'immigrante, le travail d'acclimatement, cet organe devrait chez elle, au lieu du foie, ou au moins concurremment avec lui, se ressentir de l'action du nouveau climat. En effet, la pratique nous apprend, qu'en échange du privilége que procure le sexe féminin, contre la dysenterie et l'hépatite d'acclimatement, les femmes, à leur arrivée en Afrique, éprouvent, beaucoup plus souvent encore qu'elles ne le déclarent au médecin, des troubles plus ou moins marqués du côté de la menstruation. J'ai été plusieurs fois à même de constater, chez des femmes venues récemment en Afrique à l'âge de retour, des symptômes de congestion hépatique, alternant avec des hémorrhagies utérines. J'ai donné des soins à une fille allemande qui, au début de chacune de ses époques, surtout pendant l'été, éprouvait de violentes coliques hépatiques, avec vomissemens bilieux. Tous ces accidens disparaissaient spontanément, dès l'apparition des règles. Plusieurs fois, ils n'ont cessé qu'à la suite d'un traitement dirigé contre la congestion hépatique; en sorte qu'il y avait chez cette malade, tous les mois, une sorte d'oscillation conges-

tue une respiration supplémentaire. » Ces grandes idées, bien méditées, et dont la justesse ressort surtout de la pratique médicale des pays chauds, me paraissent de nature à devenir, pour la pathologie tropicale, une source féconde d'applications.

tionnelle entre le foie et l'utérus. Or, elle n'avait jamais éprouvé rien de semblable dans son pays; et, si on veut bien se placer à notre point de vue, on reconnaîtra, dans les phénomènes ci-dessus énoncés, l'influence de l'acclimatement, tendant à détourner vers le foie exalté par le climat, l'élimination sanguine de l'utérus, organe dont la fonctionnalité se lie si étroitement à la sanguification chez la femme. Ce ne sont là, au reste, que des idées théoriques qui attendent la sanction de nouvelles observations, et que nous avons cru n'être pas tout-à-fait indignes d'être signalées à l'attention de nos confrères, qui sont plus à même que nous d'en apprécier la valeur.

# CHAPITRE II.

## § 1er.

### MALADIES D'INTOXICATION MARÉCAGEUSE

et leur combinaison avec d'autres affections.

Les maladies que cause, en Algérie, l'influence des marais, sont les mêmes que celles qu'on observe dans la plupart des localités marécageuses de l'Europe. Elles consistent en des *fièvres intermittentes.* Seulement elles différent de celles d'Europe par leur *intensité* plus vive, et par la prédominance de certaines *formes.*

Le rapprochement des types est ce qui caractérise

cette intensité plus grande. Celle-ci augmente en raison proportionnelle de l'accroissement de la température de l'année, des saisons et des localités; et elle atteint son *summum*, pendant les mois de septembre et d'octobre, alors qu'aux chaleurs soutenues de l'été succède l'automne, avec la fraîcheur humide et pénétrante de ses nuits plus longues; alors aussi, qu'à plus d'activité dans les fermentations palustres, se joignent à la fois, du côté de l'organisme, moins de pouvoir de résistance, et du côté de la cause efficiente ordinaire (froid succédant à la chaleur), plus d'énergie d'action.

Quant aux circonstances qui déterminent la prédominance des *formes* pyrétiques particulières aux marais de l'Algérie, elles se résument dans l'état d'imminence morbide, où l'influence du climat tient le foie, le gros intestin et le cerveau. L'observation nous apprend, en effet, que c'est à ces trois viscères que s'adressent ici les réactions les plus fréquentes de nos fièvres intermittentes, rémittentes et subcontinues.

Malgré la gravité, plus grande dans le nord de l'Afrique qu'en Europe, des fièvres d'accès, cette gravité, cependant, n'égale pas encore celle qu'on rencontre sous les tropiques. Ainsi la *fièvre jaune* des Antilles, un des plus terribles effets des miasmes associés aux troubles de l'acclimatement, et dont les côtes méridionales d'Espagne, ont, à diverses époques, offert des cas, quoiqu'affaiblis, est une maladie inconnue en Algérie. Cependant, au plus fort de la saison endémo-épidémique, et dans les années les plus chaudes, on observe une maladie bilieuse ou hépatique, avec fièvre rémittente, vomissemens, hémorrhagies, douleurs des lombes et des extrémités inférieures, ictère, etc., et qui paraît, comme la *fièvre jaune*, participer de la nature des maladies dues à la fois à la chaleur du climat et à l'intoxication paludéenne.

C'est sur les collines du littoral et sur les plateaux élevés qu'existent les fièvres intermittentes les plus rares et les plus bénignes, tandis que l'habitation des zônes intérieures et des plaines basses et humides, celles-ci fussent-elles voisines du littoral (Métidja), expose aux fièvres graves ou *pernicieuses*.

D'après les données fournies par la statistique, les Européens, à leur arrivée pendant les chaleurs, sembleraient être plus sujets aux maladies d'acclimatement (diarrhée, dysenterie, hépatite), qu'à celles d'intoxication (fièvres intermittentes). Si cependant on considère que les Européens, avant d'aller habiter les régions plus fiévreuses de l'intérieur ou bien les plaines littorales qui appellent la culture, séjournent d'abord un certain temps dans les villes voisines de la mer, où l'influence marécageuse, quand elle règne, ne sévit plus que faiblement, on aura, je crois, la véritable raison de ce fait. Ceux qui, dès l'instant de leur arrivée, se transportent loin du littoral, pour cultiver des plaines éloignées, contracteront indifféremment l'un ou l'autre de ces deux ordres de maladies.

Il est, en Afrique, pendant la saison chaude, peu d'affections, même de celles qui sont le plus étrangères au climat et aux marais, qui ne se compliquent quelquefois, au moins à leur début, de phénomènes périodiques, témoignages patens de l'ubiquité du génie paludéen, dont la sphère d'activité s'étend et s'universalise en raison proportionnelle de l'accroissement de la température. Mais cette particularité, qui fait au pays dont nous nous occupons, une pathologie complexe toute spéciale, n'est pas également applicable à toutes les localités, ou, au moins, toutes ne présentent pas ce caractère au même degré.

Ainsi, à Oran, où n'existe, pour ainsi dire pas de marais, et où, par conséquent, l'action climatérique s'exerce à peu près seule, on voit très-distinctement les maladies d'acclimatement dominer celles d'intoxication; tandis que, dans les parties non encore assainies de la province de Bône, l'influence miasmatique, dominant le climat, accapare la plus grande étendue du domaine pathologique, c'est-à-dire que les fièvres intermittentes l'emportent sur l'hépatite et la dysenterie. Enfin Alger qui, géographiquement, est l'intermédiaire de ces deux localités, Alger, où la main de l'homme a le plus fait contre les marais, et où l'industrie a le plus réagi contre le climat, offre un ensemble d'affections dans lesquelles figurent, en proportions à peu près égales, les résultats morbides de ces deux influences. Cette province n'offre pas plus le degré de gravité, ni la proportion considérable des dysenteries hépatiques de la province d'Oran, qu'elle ne donne à observer des fièvres aussi nombreuses et aussi graves que celles de la division de Bône.

## § 2.

## Maladies d'intoxication marécageuse selon les nationalités.

Si les indigènes sont moins sujets que les Européens aux maladies dues à la chaleur du climat, et s'ils ne les contractent que sous les conditions particulières dont nous avons déjà parlé, en revanche, ils ne jouissent pas d'une égale immunité contre les maladies des marais. L'Arabe se détériore dans ses plaines basses et humides, tout comme souffrent et languissent, dans leurs marais, le Bressan et l'habitant de la plaine fiévreuse des environs de Rome. On a donc eu raison de dire qu'on ne s'acclimate pas aux marais, et qu'en Afrique, il n'y a pas de nationalité qui préserve de leurs effets.

Néanmoins, l'habitude de vivre dans ces localités procure jusqu'à un certain point la faculté de n'être atteint que moins souvent, et surtout moins gravement des fièvres intermittentes. C'est une observation qu'ont plusieurs fois été à même de faire les officiers de santé de l'armée, qui voient bivouaquer ensemble, dans la plaine, des militaires et les Arabes qui servent avec eux.

## § 3.

## Maladies d'intoxication marécageuse chez les femmes et chez les enfans.

L'enquête faite, l'an dernier, sur la mortalité extraordinaire qui frappa la population européenne du village créé au Fondouck, a prouvé que hommes, femmes, enfans, fœtus, avaient tous, à peu près, également subi l'influence fébrifère des émanations marécageuses de la Métidja.

L'état de grossesse, qui accorde au sexe féminin une sorte d'exemption pour beaucoup de maladies épidémiques, ne le préserve pas ici des fièvres intermittentes des marais. J'ai été, il y a peu de temps, appelé à accoucher une pauvre femme qui, pendant tout le cours de sa grossesse, me dit avoir souffert de fièvres d'accès dont sa constitution portait, en effet, une empreinte profonde.

Cette affection est assez fréquente aussi après l'accouchement. Entre autres faits nombreux confirmatifs de cette proposition, citons le suivant: Chez une dame en couches, éclata, à la suite d'une frayeur, un frisson prolongé suivi de chaleur et de sueur, puis enfin d'une perte considérable. Le lendemain, à la même heure, même accès avec nouvelle hémorrhagie qui, comme celle de la veille, dura trois ou quatre heures et fut suivie de calme; le sulfate de quinine, alors mis en usage, diminua l'intensité d'un troisième accès, d'ailleurs semblable en tous points aux deux précédens. Ce fut le dernier, et le médicament anti-périodique ramena la santé.

J'ai vu plusieurs fois des accès de fièvre, contractés pendant l'époque des menstrues, donner à cet écoulement une abondance extrême et difficile à réprimer. D'autres fois, au contraire, le flux se supprimait, et des congestions utérines douloureuses et simulant une inflammation de l'utérus, revenaient périodiquement pendant plusieurs jours, et ne cédaient qu'à la condition d'associer le sulfate de quinine aux autres moyens employés.

L'âge de retour s'accompagne souvent aussi, en Afrique, d'accidens analogues. Nous voyons l'écoulement menstruel, toujours irrégulier à cet âge, affecter ici, chez certaines femmes, une périodicité quotidienne rebelle à toute médication, hors au quinquina.

Les enfans à la mamelle, qu'on élève ici dans une localité marécageuse, sont au moins aussi sujets que les adultes à contracter la fièvre; seulement l'affection revêt, chez eux, des caractères particuliers.

A cet âge, les fièvres à accès bien réglés, c'est-à-dire franchement quotidiennes ou tierces, sont rares. La maladie débute, d'ordinaire, sous les types rémittent et subintrant. Les sueurs critiques sont moins sensibles que chez les grandes personnes; elles sont plus irrégulières, et les localisations réactionnelles plus soudaines et plus brutales. Ainsi, un peu de sueur au front et à la tête, ou une diminution momentanée et passagère de la chaleur des extrémités, sont souvent, chez ces sujets mobiles, les seuls indices des intervalles d'accès. C'est principalement vers le cerveau, et en même temps vers l'estomac et l'intestin, que, sous les formes d'accès gastro-céphaliques et entéro-céphaliques, se porte rapidement la réaction fébrile; et alors l'explosion d'une méningite, d'une entéro-colite, ou d'une dysenterie peut en être la suite. Si, d'ordinaire, chez les grandes personnes, on peut impunément différer de deux ou trois jours l'emploi du fébrifuge, il y a danger, chez l'enfant, à attendre aussi longtemps; car c'est dès le début qu'il importe d'agir, si l'on ne veut avoir à combattre des complications souvent irrémédiables. Malheureusement, comme le travail de la dentition est, assez communément, la cause qui a déterminé et qui entretient les accès, quelques bonnes femmes ne croient pas à l'utilité d'y apporter aussitôt remède, et cette négligence nous a paru devoir entrer ici pour beaucoup dans la mortalité plus grande, à cette époque qu'à toute autre, des enfans européens.

# CHAPITRE III.

## AFFECTIONS CONSÉCUTIVES

Aux maladies d'acclimatement et d'intoxication marécageuse.

La dysenterie ou l'hépatite, qui n'ont pas cédé, dès l'origine, au traitement dirigé contre elles, et dont cependant l'issue n'a pas été fatale, sont assez ordinairement suivies de flux diarrhéique intarissable, ou de suppuration du foie. Dans ces deux cas, l'amaigrissement fait des progrès incessans; car, en même temps que les digestions ne s'exécutent plus alors que d'une manière très incomplète, l'organisme se livre à des pertes par supersécrétions intestinales, et à des mouvemens fébriles irréguliers qui l'épuisent et le consument, comme fait la *phthisie pulmonaire* dans nos climats tempérés. Le retour en Europe est le seul remède à opposer, s'il en est temps encore, à ces affections devenues chroniques, la médecine ne trouvant plus, dans son arsenal, que des ressources précaires et souvent impuissantes.

Les fièvres intermittentes, en se prolongeant, usent la constitution, apauvrissent le sang (1), et provoquent l'engorgement de la rate et du foie, dont l'état morbide, effet d'abord de la fièvre, semble ensuite devenir cause des rechutes.

C'est sous l'influence de ces altérations que les Européens, après avoir lutté vainement contre des fièvres rebelles, voient leurs jambes s'enfler, leur ventre proéminer et s'emplir d'eau, leurs digestions s'embarrasser de plus en plus, et les alimens, dont souvent le besoin n'a pas cessé de se faire sentir, donner lieu à la diarrhée et à la dysenterie. Cette forme de dysenterie, qui, assez communément, affecte le

---

(1) MM. Léonard et Foley ont démontré (*Recherches sur l'état du sang dans les mal. end. de l'Algérie*) que le seul fait de la répétition des accès de fièvre, a pour résultat l'abaissement du chiffre normal de la fibrine du sang.

caractère subaigu, est plus grave que les dysenteries aiguës de l'acclimatement, et que celles qui auront pu compliquer la fièvre à son origine. Placées sous la dépendance d'un engorgement (hypertrophie, atrophie, ou inflammation chronique), des viscères du ventre, elles ne sont curables qu'à la condition expresse de la disparition de ces troubles eux-mêmes, et des rechutes de fièvres qui les entretiennent. En conséquence, aux moyens que nous avons conseillés contre les maladies d'acclimatement, il faut ajouter, pour guérir celles qui sont consécutives aux fièvres intermittentes prolongées, l'usage du fébrifuge, et, si on le peut, l'émigration immédiate du pays, ou tout au moins du lieu marécageux, c'est-à-dire qu'il faut un traitement qui s'adresse à la fois à la fièvre elle-même, si elle subsiste encore, et à l'engorgement viscéral qui en a été la suite.

C'est à ces sortes de dysenteries chroniques, c'est aux hydropisies et au scorbut dont, fréquemment aussi, elles s'accompagnent, que succombent, en Algérie, pendant les mois de décembre, janvier et février, tant d'Européens qui, n'ayant pu rejoindre à temps leur climat natal, traversent la saison pluvieuse, sans avoir pu se débarrasser de leurs fièvres d'été. Et quelque considérable que soit alors la mortalité dans nos hôpitaux, elle le serait bien plus encore, s'il n'était pas au pouvoir des médecins de rendre à leurs foyers, ou de faire jouir du passage gratis, les malades indigens ou employés de l'état, pour lesquels l'émigration a été jugée être une condition nécessaire de rétablissement.

Nous devons borner à cet aperçu général ce que nous avions à dire sur les maladies occasionnées, en Algérie, par le *climat* et les *marais.* C'est aux affections qui se rattachent à ces deux grandes causes générales, que MM. Antonini et Monard frères ont donné le titre de maladies *endémo-épidémiques*, parce qu'elles sont inhérentes au sol, et qu'elles sévissent, tous les ans, sur un grand nombre d'individus à la fois.

L'endémicité, sans jamais disparaître complétement du pays, continuera à diminuer ses ravages, à mesure que progresseront le desséchement des marais et l'amélioration du régime intérieur des villes et des villages. Et l'épidémicité, laquelle est due, surtout, à ce qu'un grand nombre d'individus, s'exposent ensemble à l'inclémence de localités non encore entièrement assainies, et à ce qu'ils importent, de toutes pièces, et sans les modifier, leurs mœurs européennes, l'épidémicité, dis-je, disparaîtra à mesure que la guerre s'éteindra, et que les immigrations, tous les ans mieux réglées, seront soumises à des conditions de plus en plus favorables, à un bon acclimatement.

Une fois ces progrès accomplis, l'Algérie, au total, n'aura désormais guère plus de maladies que le midi de l'Europe; et, certainement, celles qui s'y montreront seront de moins en moins graves; car enfin, il ne peut pas mentir tout-à-fait ce vieux dicton des Romains, savoir: *qu'on ne meurt, en Afrique, que de vieillesse ou par aventure.*

# CHAPITRE IV.

## DE LA PHTHISIE PULMONAIRE

***En Algérie.***

Il y a dix ans environ qu'un médecin projeta d'établir, à Alger, une maison de santé destinée au traitement de la phthisie pulmonaire, pensant que, favorisé par la température douce du climat, il y obtiendrait la guérison, ou au moins le soulagement de cette cruelle maladie. Mais le manque de documens précis, pour baser les chances de réussite d'une telle entreprise, en ajourna l'exécution. Bien que nous ne soyons pas encore en mesure d'instituer ces documens, d'une manière complétement satisfaisante, cependant, quelques observations faites dans ces dernières années sur ce sujet, peuvent fournir matière à des considérations utiles, qu'il n'est pas hors de propos de placer ici.

Recherchons à quel degré, et dans quelles circonstances le climat de l'Algérie prévient le développement, suspend la marche, et peut amener la guérison de la phthisie.

Un premier fait, sur lequel tous les médecins d'Afrique sont, je crois, unanimement d'accord, c'est que la phthisie pulmonaire qui, en Europe, mais en Angleterre notamment, absorbe plus du tiers des décès, se trouve être, au contraire, dans la population indigène de l'Algérie, une maladie rare et toute exceptionnelle. Dans la ville d'Alger, on ne la rencontre guère que parmi les nègres, tous originaires du midi de l'Afrique, et qui, par conséquent, ont échangé leur climat très chaud contre un qui l'est moins; et aussi parmi les Juifs, dont la constitution souvent lymphatique, le genre de vie et la profession à position courbée (1), disposent plus particulièrement à cette affection. Si d'Alger,

(1) Un très-grand nombre de Juifs, à Alger, sont tailleurs d'habits, ou travaillent à la couture.

on étend son examen à tout le pays, on voit cette rareté devenir moindre, à mesure qu'on pénètre dans les régions élevées, ce qui pourtant n'empêche pas qu'en thèse générale, la phthisie soit, en Afrique, infiniment moins commune parmi les indigènes qu'elle ne l'est en Europe.

Mais quel est, en Afrique, le degré de fréquence de cette affection, parmi les Européens? D'après des relevés fournis par MM. les Docteurs Guyon et Bonafond *(Géogr. Méd.)*, sur la mortalité de la population civile d'Alger, une période de six ans (de 1836 à 1842) a offert, en moyenne, un décès par phthisie sur 40 par maladies diverses. Or, à Paris, elle est de 1 sur 5. D'où il suit que, sous ce rapport, Alger serait à Paris comme 1 est à 8. Cependant n'exagérons rien, et interprétons cette donnée, dont plusieurs circonstances, que nous allons signaler, devront amoindrir la signification brute, et affaiblir la valeur. Remarquons d'abord que ce calcul de un phthisique sur quarante décès, roule sur les premiers colons qui sont venus peupler l'Algérie, c'est-à-dire, sur des hommes dont l'immigration dans une colonie naissante, où il y avait à lutter contre de nombreuses causes de maladies, emporte la nécessité d'une bonne constitution, qui n'admet guère la phthisie. Remarquons, en outre, combien les causes, autrefois plus meurtrières, des affections endémo-épidémiques, devaient exagérer la mortalité par les maladies du pays, au profit du chiffre des phthisiques, ce qui fait concevoir combien cette affection devait alors être rare. Mais plus l'assainissement d'Alger, et la colonisation font de progrès, plus les maladies endémo-épidémiques, en diminuant elles-mêmes, grossissent le chiffre proportionnel des phthisiques; et plus aussi, par suite des améliorations hygièniques opérées dans le pays, se multiplient les arrivées d'individus à constitution faible et phthisique, que, dans l'origine, l'occupation récente tenait éloignés. Voici, du reste, un fait à l'appui de ce que j'avance: tandis que le relevé des trois années 1836, 1837 et 1838 (M. Bonafond, *Géogr. Méd.)* donne, en moyenne, un décès par phthisie sur quarante-huit de la mortalité générale, celui des trois années suivantes (M. Guyon) ne donne plus, en moyenne, que la proportion de 33 décès de maladies diverses, contre un par phthisie ; c'est-à-dire qu'en ces six années, la mortalité par phthisie a augmenté, à Alger, de plus d'un quart. Et il est fort probable que, depuis lors, elle a grossi encore, si du moins on s'en rapporte à l'observation faite, depuis deux ou trois ans, par plusieurs médecins d'Alger, savoir que les cas de phthisie deviennent plus nombreux parmi les Européens.

Si maintenant nous examinons la mortalité par phthisie dans l'armée, dont les élémens, variant moins qu'ils ne le font dans la classe civile, présentent, pour l'analyse statistique, des documens plus fidèles, M. Antonini nous apprend qu'elle a été, dans les hôpitaux militaires d'Alger, de 1 sur 19, c'est-à-dire à peu près du double de ce qu'elle est dans la classe civile. Or cette proportion nous paraît exprimer le résultat le plus vrai qu'on puisse prendre pour base aproximative d'appréciation du degré de fréquence de la phthisie à Alger. Car si on peut objecter que le choix qu'on fait, en France, des militaires destinés à l'Algérie, diminue ici les chances de décès par phthisie, nous répondrons que ce chiffre roule sur le mouvement des hôpitaux d'Alger, qui sont le rendez-vous général des hommes malingres, évacués plus ou moins convalescens, de plusieurs autres établissemens; et, parmi eux, doit se trouver, et existe en effet précisément une quantité assez considérable de phthisiques. Cette proportion de 1 sur 19, étant donc reconnue vraie pour Alger, si nous la rapprochons de celle des décès par phthisie qu'offre l'armée en France, et qui est de 1, 135 (1), nous trouvons que cette affection est dans ce pays, par rapport à Alger, à peu près comme 2 est à 3.

Mais les provinces localités de l'Algérie présentent encore, à cet égard, des différences importantes à noter; et comme les élémens individuels sont, à peu de chose

(1) M. Godelier, *Mém. de Méd., Chir. et Ph. mil.*

près, les mêmes dans toutes les localités, ces différences ne peuvent être rationnellement rapportées qu'à la nature des conditions locales. A l'hôpital militaire de Bône, M. le docteur Moreau n'a trouvé qu'un décès par phthisie sur 41,06 de la mortalité générale, tandis qu'à Constantine, sur un mouvement de 2,500 malades, M. Bonafond a perdu 15 phthisiques, et alors qu'à Alger, un mouvement de 11,000 malades n'en donnait que 27. La mortalité par phthisie est donc de moitié moins forte à Bône qu'à Alger ; mais, à Constantine, cette proportion est de beaucoup plus forte, ce qui confirme ce que nous avons dit de l'influence des lieux élevés sur le développement de la phthisie chez les indigènes. M. Bonafond nous dit avoir été souvent obligé, étant à Constantine, de renvoyer à Alger ou à Bône, des militaires chez lesquels deux années seulement de séjour à Constantine avaient suffi pour réveiller d'anciens rhumes opiniâtres qu'ils avaient eus avant leur entrée au service *(Géogr. méd.)*. Enfin, sur huit femmes qui, à Constantine, moururent de diverses maladies dans le service de M. le docteur Deleau, quatre succombèrent à la phthisie.

Si donc, comme le prouvent, je crois, les faits qui précèdent, la rareté relative de la phthisie en Algérie, chez les Européens, est réelle, il faut reconnaître que le degré de cette rareté ne laisse pas que d'être subordonné aux localités. En général, elle s'affaiblit avec l'élévation. Parmi les villes étudiées sous ce rapport, Bône offre la plus grande somme d'immunité ; après Bône vient Alger; et Constantine enfin semble n'en plus présenter du tout.

Envisageons, maintenant, sous un autre point de vue, l'influence du climat de l'Algérie sur la phthisie.

Il n'est sans doute pas de médecins à Alger qui n'aient été frappés de la rapidité extrême avec laquelle certaines tuberculisations pulmonaires *avancées*, marchaient, peu de jours après l'arrivée des malades dans ce pays, pour se terminer fatalement, et ils n'ont pas été sans mettre ces cas en parallèle avec ceux où des phthisiques, résidans en Algérie depuis nombre d'années, y jouissent au contraire d'une santé apparente qu'ils étaient loin de posséder sous le climat de France, par exemple, dont ils s'étaient éloignés pour cette cause.

Ces deux ordres de faits, rapprochés l'un de l'autre, mais surtout la considération du premier d'entre eux, lequel constitue un argument très spécieux contre la réalité de l'influence favorable du climat de l'Algérie sur la phthisie, ont été souvent le sujet de nos méditations; et il nous a paru qu'il y avait, dans ces cas de marche rapide de l'affection, une influence d'*acclimatement*. Sans développer ici une série de raisonnemens qui dépasseraient de beaucoup la limite que nous nous sommes posée, et que nous avons peut-être déjà beaucoup trop franchie, nous nous bornerons à dire que le passage d'Europe en Algérie semble exposer, d'une manière presque fatale, l'immigrant atteint de phthisie *avancée* à l'aggravation de sa maladie, c'est-à-dire aux congestions pulmonaires (1), à l'hémoptysie et au prompt ramollissement des tubercules, tandis qu'au contraire, s'il fût venu habiter ce climat, alors que la maladie était à son début, il eût eu beaucoup de chances, en choisissant bien le lieu de son habitation, de prolonger longtemps encore son existence.

A part donc ces cas, la phthisie pulmonaire se trouve mieux du climat de l'Algérie que de celui d'Europe. Non seulement elle y marche avec une lenteur qui donne à la nature le temps d'organiser ses moyens de défense, et par conséquent de guérison ; mais encore, en modifiant la constitution, elle lui fait perdre l'aptitude tuberculeuse. Et, en effet, rien n'est plus rare ici, chez les Européens acclimatés, que

---

(1) On sait que l'acclimatement aux pays chauds, se résume dans le *renversement d'activité fonctionnelle entre le foie, le poumon et la peau.* L'intégrité du foie est donc, pour l'immigrant dans les pays chauds, une condition essentielle d'acclimatement. Or, ne savons-nous pas que cet organe, chez les phthisiques avancés, est rarement sain ? Comment, dès-lors, suppléera-t-il le poumon, dont le rhythme diminue déjà d'activité sous l'influence d'un air plus raréfié ? D'un autre côté, la peau ne saurait, à elle seule, exécuter l'épuration du sang. En l'absence d'une fonctionnalité suffisamment active du foie, le poumon tend à se congestionner ; de là, peut-être, l'origine de la marche, souvent très-rapide, des phthisies avancées, chez l'immigrant dans un pays chaud.

la tuberculisation développée dans le pays. Chaque hiver ou printemps amène à nos hôpitaux militaires de jeunes soldats qui, plus ou moins épuisés par les maladies endémiques, séjournent longtemps dans ces établissemens, où ils contractent fort souvent des bronchites et des pneumonies, sans pour ainsi dire sortir de leur lit, tant, chez eux, il y a peu de réaction; eh bien! toutes ces affections de poitrine peuvent se prolonger des mois entiers, passer à l'état chronique, si même elles n'ont pas débuté sous une forme latente ou subaiguë; la mort pourra en être la suite, mais la tuberculisation sera très rare. Jamais, j'ose l'affirmer, depuis plusieurs années que mon attention est fixée sur ce point, jamais une pneumonie, née sous mes yeux, n'a tourné ici à cette dégénérescence; je ne prétends cependant pas que cela n'ait jamais été observé, je constate seulement l'extrême rareté du fait, eu égard à ce qui se voit en Europe, et j'en conclus qu'il existe une sorte d'antipathie entre le climat de l'Algérie et la génération du tubercule, au moins dans les poumons : d'où l'avantage qu'il doit y avoir, pour les phthisiques, d'habiter ce pays, soit pour enrayer leur maladie, soit pour en modérer les symptômes, et arriver ainsi moins douloureusement et moins rapidement au terme fatal; soit enfin, peut-être, pour obtenir leur guérison.

# TROISIÈME PARTIE.

# HYGIÈNE.

# PRÉCAUTIONS HYGIÉNIQUES.

---

Les longues considérations auxquelles nous nous sommes livré jusqu'ici sur le climat de l'Afrique française, sur les productions du pays, sur les divers élémens qui composent sa population, sur les mœurs, le caractère, l'hygiène et la pathologie comparées des différentes nations européennes du midi et du nord, etc., etc., ne sont pas choses de vaine curiosité. Elles étaient nécessaires pour établir la prophylaxie de *l'acclimatement*, et pour nous amener rationnellement aux préceptes hygiéniques qui vont faire le sujet de cette troisième et dernière partie de notre Travail.

Les précautions qu'auront à prendre les immigrans doivent commencer avant leur arrivée. Ce moment de l'arrivée doit être aussi, de leur part, l'objet d'une attention spéciale; enfin, la rentrée en Europe des personnes qui auront séjourné plus ou moins longtemps sous le climat d'Afrique, et qui s'y seront habituées, appelle encore certaines précautions. De là la division naturelle de cette partie en trois sections, qui comprendront des préceptes d'hygiène relatifs :

1° A l'époque qui précède l'émigration;

2° A l'époque de l'arrivée en Afrique;

3° A l'époque du retour en Europe.

# CHAPITRE PREMIER.

## PRÉCEPTES RELATIFS

### à l'époque qui précède le départ pour l'Algérie.

Encore bien que nous ne considérions pas le danger de la transition d'Europe en Algérie comme équivalant à une émigration pour le climat des Antilles, des Indes ou du Sénégal, l'échange d'une latitude tempérée ou froide contre une latitude sensiblement plus chaude impose à l'économie un travail réel d'acclimatement. Or nous savons que cet acclimatement, ou, en d'autres termes, l'harmonisation de nos fonctions avec les conditions nouvelles au sein desquelles elles seront désormais placées, entraîne une révolution organique qui, à peine sentie par les uns, est plus ou moins orageuse et mortelle pour certaines personnes, selon leur degré d'aptitude à s'acclimater. Nous allons voir que cette aptitude varie, chez les individus, selon leur âge, leur sexe, leur constitution, leur tempérament, leur idiosyncrasie ou leur forme individuelle de santé, selon le lieu d'où ils viennent, enfin selon leurs habitudes et leur état moral.

*Ages.* L'âge de 20 à 40 ans est, pour l'Européen, l'époque de la vie où il supportera le mieux l'influence du climat d'Afrique. Alors l'organisme, en possession de toute sa souplesse, se façonne plus aisément aux nouvelles conditions fonctionnelles qu'impose un tel déplacement.

Les enfans ne devraient pas être amenés en Algérie avant l'achèvement de leur seconde dentition.

Les vieillards paraissent moins souffrir du changement de climat que les enfans en bas âge; j'en ai vu même quelques-uns qui s'en trouvaient très-bien. Cependant quand ils contractent ici des maladies, leur convalescence est lente, périlleuse, et nécessite fort souvent, pour s'achever heureusement, le retour en Europe.

*Sexes.* Les femmes supportent, en général, mieux

l'acclimatement que les hommes; mais elles éviteront de venir si, chez elles, la menstruation est troublée. La période de l'âge de retour est surtout une époque qu'elles devront laisser passer avant d'émigrer.

*Constitutions.—Tempéramens.* Une constitution très forte, comme une trop faible, sont moins favorables à l'acclimatement qu'une constitution moyenne; ce qui revient à dire que les tempéramens exagérés supportent moins bien cette révolution que ceux qui sont mixtes ou *tempérés*. Parmi les tempéramens exagérés, ceux où le système nerveux prédomine, s'accommodent peut-être mieux encore au climat que ceux à prédominance sanguine ou lymphatique extrême. L'obésité constitue l'une des conditions les plus défavorables. Un tempérament nerveux et légèrement lymphatique gagnera plutôt qu'il ne perdra à ce changement de lieu; or le type en existe chez la femme.

*Idiosyncrasies* ou *État de santé.* L'acclimatement est difficile et périlleux pour les personnes chez lesquelles les fonctions du système nerveux s'accomplissent mal, ou dont les organes digestifs sont souffrans. Il est rare que des individus sujets, en Europe, à la migraine ou aux névralgies, ne voient pas leur affection s'augmenter par le fait de leur séjour en Afrique. Aussi, en général, quiconque est sujet aux indigestions, à la diarrhée, aux irritations de l'estomac, aux troubles des fonctions du foie et à la fièvre intermittente; quiconque, venant d'un pays marécageux, est porteur d'engorgement chronique des viscères abdominaux et particulièrement de la rate et du foie ; ou bien encore, quiconque est prédisposé aux congestions du cerveau ou à l'apoplexie, et aux affections mentales, risque de voir le climat chaud de l'Algérie aggraver son état ou développer chez lui des maladies qui n'étaient encore qu'en germe.

Au contraire, les maladies qui affectent les organes de la respiration, de la circulation et la peau gagneront, à ce changement, de notables améliorations. Des affections syphilitiques anciennes, et depuis longtemps rebelles à tout traitement en Europe, guériront souvent, ici, comme par enchantement, ou, du moins, y deviendront très supportables. Au reste, l'illustre chirurgien en chef de l'armée d'Égypte, Larrey, qui, déjà en 1798, avait fait pareille observation chez les Égyptiens, remarquait, lors de son inspection médicale de l'Algérie, il y a quatre ans, qu'une assez grande partie de la population arabe porte, dans sa constitution, des traces manifestes de ce vice, sans en être sérieusement incommodée.

*Lieux de provenance. — Époque de l'émigration.* Les immigrans, ceux surtout qui viennent de l'extrémité nord de l'Europe, devront ne s'embarquer qu'à l'époque où commence la saison tempérée, c'est-à-dire d'octobre à novembre.

Ils feront très bien, dans le but de rendre l'influence du changement moins sensible, de se préparer au climat chaud, en s'exposant, pendant quelque temps, à l'action d'un climat intermédiaire, moins chaud que celui de l'Algérie, et plus que celui d'Allemagne par exemple. Un séjour de deux ou trois mois en Provence, avant de s'embarquer, sera donc, pour eux, une bonne garantie en faveur d'un heureux acclimatement. L'amélioration obtenue, depuis plusieurs années, dans l'état sanitaire de l'armée dépend, en partie, de ce que, entre autres mesures hygiéniques, on fait tenir garnison, pendant un certain temps dans le midi, à tout régiment destiné à passer en Afrique.

*Habitudes.* Les habitudes d'intempérance sont les plus fâcheuses conditions qu'on puisse présenter pour l'acclimatement. Nous avons vu déjà que si la mortalité et les formes les plus graves des maladies pèsent si lourdement, dans les pays chauds, sur les gens du nord, c'est-à-dire sur les Allemands, les Anglais, etc., etc., c'est parce qu'ils importent en Afrique l'habitude, souvent impunie dans leur climat, et quelquefois même rendue nécessaire par le froid excessif qui y règne, de consommer de fortes quantités d'alimens substantiels, et de les arroser d'alcooliques.

*Dispositions morales.* Sans prétendre qu'un Européen ne doive venir ici que dans les dispositions favorables d'esprit et avec l'aisance d'un touriste, je crois cependant que les affections tristes, et le manque absolu de ressources sont les plus fâcheuses conditions qu'on puisse apporter pour s'acclimater. Sans doute la misère et la tristesse ne causent pas directement les maladies; mais, au milieu des influences déjà débilitantes d'un climat chaud, ces agens dépressifs de la vitalité impriment aux affections qui surviennent, un caractère si grave et si prompt d'adynamie, qu'on doit placer les chagrins et la misère parmi leurs causes prédisposantes et surtout aggravantes. Il faut donc ne pas émigrer, comme on ne le voit que trop souvent, dans un état complet de dénuement; il faut surtout s'armer d'un moral ferme, que pourra alors impunément assiéger, par-delà les mers, le souvenir involontaire du pays absent.

En résumé, les conditions-types de l'aptitude à un bon acclimatement, pour l'Européen immigrant, ce sont : l'*âge adulte; une constitution moyenne; un tempérament nerveux légèrement lymphatique ou bilieux; l'intégrité des organes digestifs, et surtout du foie et du gros intestin; la provenance d'une contrée méridio-*

*nale; des habitudes sobres; un peu d'aisance, et de la fermeté dans le caractère.*

Et, par contre, les conditions les plus fâcheuses seront : *la première enfance; une constitution très forte; un tempérament exagéré; les maladies chroniques des voies digestives et du cerveau; la provenance du nord, sans avoir préalablement séjourné quelque temps dans le midi; l'intempérance, la misère et les chagrins.* Les personnes qui, se trouvant dans ces dernières conditions, devront cependant venir en Algérie, feront donc bien de redoubler d'attention dans l'observance des précautions hygiéniques qui vont suivre.

# CHAPITRE II.

## PRÉCEPTES RELATIFS

### à l'époque de l'arrivée et pendant le séjour en Afrique.

Les précautions qu'auront à prendre les Européens une fois arrivés, portent sur le choix du lieu et de l'habitation où ils fixeront leur résidence; sur la manière dont il conviendra qu'ils se vêtent, se nourrissent et fassent usage de leur activité nerveuse. Les préceptes généraux d'hygiène qui répondent à ces divers points, varient selon certaines circonstances spéciales, en tête desquelles figurent le lieu, l'âge, le sexe et les professions.

§ 1er.

## PRÉCEPTES GÉNÉRAUX.

### A. Habitation.

*Choix du lieu.* A leur arrivée, surtout pendant la saison chaude, les Européens devront toujours, s'ils en ont le choix, préférer à l'habitation d'une plaine basse éloignée de la mer, celle d'une localité littorale, d'un haut plateau, ou d'une colline regardant la mer, et abritée du vent prédominant des vallées. La ville d'Alger, et, dans ses environs, les côteaux du Boudzaréah, sont les points les plus salubres qu'ils pourront choisir. Si le genre de leur industrie les appelait à devoir se fixer dans une localité basse de l'intérieur, ils feraient bien, pour se préparer graduellement à supporter le climat local de cette région plus chaude, de séjourner d'abord quelque temps sur le littoral.

*Exposition.* Le danger d'habiter le voisinage des eaux stagnantes et des plaines marécageuses fermées aux vents généraux, est connu de tout le monde. C'est dans les habitations ainsi exposées que, sous l'influence d'un air mal renouvelé, humide et chargé de miasmes, les individus, s'ils ne sont brusquement frappés de la fièvre, se détériorent lentement, minés qu'ils sont par la bouffissure du ventre, les scrofules, l'hydropisie, etc., comme nous l'avons vu chez l'Arabe misérable de la plaine, dont la constitution contraste si fort avec celle du Kabyle des montagnes.

*Configuration du sol.* Habiter le sommet d'une haute montagne, et occuper sa base, sont deux extrêmes à éviter également. Dans le premier cas, on est exposé à des variations trop soudaines du thermomètre ; l'eau manque, la végétation est misérable; dans le second cas, l'air est humide, mal renouvelé et insalubre; l'eau, souvent trop abondante, surtout en hiver, nourrit une végétation dont l'exubérance est, par cet excès même, un inconvénient, parce qu'elle retient trop d'humidité. C'est à mi-côte qu'il convient le mieux de fixer son habitation.

*Logemens.* Les constructions en pierre, et bien séchées, sur lesquelles un an ou six mois de l'été ont passé, sont, pour se loger, préférables, sous tous les rapports, aux maisons récemment bâties, et surtout aux baraques en planches, toutes plus ou moins mal closes, mais aujourd'hui peu usitées en Algérie, si ce n'est par les colons cultivateurs occupant des villages nouvellement créés.

Le modèle des anciennes constructions mauresques est, sans contredit, celui qui présente les meilleures conditions de salubrité dans un climat chaud, surtout avec l'addition des cheminées qu'y ont faites les Européens.

Celles des maisons françaises, qui, par leur vaste étendue, attirent une affluence nombreuse d'habitans, sont les moins saines. Il faudra éviter, autant qu'on le pourra, d'y habiter les rez-de-chaussée ou les entresols, qui, bien souvent, ne reçoivent ni assez de jour, ni assez d'air, et qui sont exposés aux émanations de la rue. Et si le rez-de-chaussée ne repose pas sur une cave, on fera en sorte qu'il soit, du moins, parqueté; sans cette précaution, il y règne constamment de l'humidité. Si les étages supérieurs sont, sous quelques rapports, plus sains que ceux d'en bas, il ne faut pas perdre de vue que, arrivé à l'étage immédiatement abrité par la terrasse, la température devient excessive en été, et qu'on y reçoit, dans certaines maisons, la couche d'air chaud, rare et impur qu'emprisonne la toiture vitrée qui domine la cour intérieure.

Dans l'appartement qu'on choisira, il faut s'assurer si la disposition des portes et des fenêtres permet le facile renouvellement de l'air, c'est-à-dire si elles sont opposées les unes aux autres, et donnent sur une cour communiquant librement et assez largement avec la masse atmosphérique du dehors, ce qui n'a pas lieu quand elles s'ouvrent sur des rues étroites, bordées de maisons hautes, ou sur des cours resserrées et couvertes.

Il sera bon que la chambre à coucher, qui est celle où la pureté de l'air est le plus à surveiller, parce qu'il s'y renouvelle plus rarement, soit spacieuse et pourvue d'une cheminée ; celles dont les fenêtres regarderont, en même temps, le levant et le nord, seront les plus salubres. L'usage des alcôves doit être banni des pays chauds : les miasmes et l'acide carbonique se rassemblent dans cet enfoncement, et l'insalubrité d'une telle atmosphère, dont l'état de sommeil rend encore l'absorption plus active, est cause des pesanteurs de tête et des migraines qu'on éprouve au réveil.

L'encombrement, nuisible partout, l'est surtout en Algérie ; M. le docteur Trolliet a constaté la fréquence des maladies typhoïdes chez les colons que la cherté des logemens oblige de s'entasser, en grand nombre, dans d'étroits locaux.

Les habitations, ouvertes pendant le jour, pour laisser à la lumière et à l'air leur libre et bienfaisant accès, seront fermées pendant la nuit, dont nous connaissons la fraîcheur et l'humidité nuisibles. Beaucoup d'Européens deviennent victimes du bien-être momentané qu'ils se procurent en s'exposant à cette influence perfide.

L'accumulation de trois ou quatre individus d'une même famille, dans une chambre à coucher, les oblige quelquefois, s'ils ne veulent périr d'asphyxie, à s'exposer, en ouvrant les fenêtres, à l'action de cette humidité froide qui, alors, pourra développer chez eux des fièvres intermittentes, des dysenteries, des rhumatismes ou des ophthalmies.

L'excessive sécheresse de l'air, quand souffle le vent du Désert, sera avantageusement combattue en arrosant, de temps en temps, les appartemens, et fermant les croisées, celles du moins qui regardent le sud.

Les baraques en planches, qui, en Algérie, sont les habitations provisoires de toute localité nouvellement occupée par les Européens, ont le triple inconvénient de ne préserver ni du chaud, ni du froid, ni souvent même de la pluie. La trop faible épaisseur des planches est cause que ces abris ne repoussent pas assez, pendant le jour, les rayons calorifiques du soleil; et cette même circonstance, jointe à leur assemblage imparfait, rend trop facile, pendant la nuit, le rayonnement du calorique intérieur. Aussi ces habitations obéissent-elles à toutes les vicissitudes de la température ambiante, et ne sont-elles admissibles qu'à titre de demeures très provisoires. Quelques précautions, qu'on omet trop souvent, les rendront cependant beaucoup moins insalubres qu'elles ne le sont: ainsi, il faudra les élever de cinquante ou soixante décimètres, au moins, au-dessus du sol; en garnir le plancher d'une couche de béton ou de cailloutage bien damé; ménager, à l'entour, une pente qui empêche les eaux de séjourner; et, pour peu que ces constructions soient destinées à servir quelques années, il faudra en enduire les parois intérieures d'une couche de pisé de sept ou huit centimètres d'épaisseur, et souvent blanchie au lait de chaux; le même badigeonnage conviendra aussi, pour l'extérieur, contre le soleil, l'humidité, et contre les insectes qui en habitent les porosités. Si, dans une baraque, existe un premier étage, il faudra, de préférence au rez-de-chaussée, le choisir pour s'y coucher.

Le soin d'éloigner, de ces sortes d'habitations, les ordures, le fumier, les eaux ménagères, les latrines, est trop négligé. C'est pourtant dans les villages dont le régime intérieur est à l'état naissant, et où les causes de maladies dues au climat et aux miasmes des marais, sont le plus prononcées, qu'il faudrait redoubler de précautions. Des trous creusés dans la terre, à un mètre ou à cent cinquante centimètres de profondeur, situés à une distance convenable des constructions, et en dehors du courant atmosphérique habituellement régnant, devront recevoir ces matières, et être remplacés, de temps en temps, par de nouveaux.

Tous ces préceptes, relatifs au choix des lieux que les Européens habiteront en Algérie, et tous ces détails ne sont pas aussi puérils qu'ils le semblent peut-être au premier aperçu. Ils ont pour but la meilleure distribution possible de l'air, de ce principe tellement essentiel à l'existence que les anciens l'appelaient *pabulum vitæ* (soutien de la vie). En effet, c'est de la quantité d'air, introduite en notre économie dans un temps donné; c'est de sa pureté que dépendent, en très grande partie, surtout en Afrique, le rhythme de la santé, la force de la constitution, le pouvoir de résistance aux maladies, et, bien souvent, la bénignité et la facile guérison de celles qui surviennent. Qui ne sait avec quelle promptitude l'engourdissement des fonctions et la pâleur de l'habitant des grandes villes se dissipent, quand il va habiter la campagne? Qui ne sait combien le teint florissant du paysan, malgré son alimentation grossière et son peu d'aisance, fait honte aux maladives apparences du citadin?

Rappelons-nous que l'air, en Algérie, est plus rare qu'en Europe, et livré à des causes plus multipliées de corruption; il est humide et chaud, avons-nous dit, et c'est là une double condition qui y favorise le développement de ces myriades d'insectes qui deviennent une source de putréfaction et de méphitisme.

C'est, d'ailleurs, pénétré de ces vues sur la nécessité d'une aération plus libérale ici qu'en Europe, que M. le Ministre de la guerre, sur l'avis du conseil de santé des armées, a ordonné l'agrandissement du volume d'air que chaque malade doit posséder dans les hôpitaux militaires d'Afrique.

## B. Vêtemens.

Le vêtement, dans les pays chauds, doit répondre aux exigences du problème suivant : 1° préserver la peau de l'action d'une température alternativement basse et élevée; 2° empêcher la formation de la sueur, en permettant son libre essor à la transpiration insensible; 3° entretenir un contact incessant entre l'air et la surface cutanée, à travers laquelle le sang doit puiser une partie de son principe vivifiant; enfin, 4° ne pas comprimer trop fortement les parties du corps qu'il est appelé à protéger. La manière dont nous avons vu les indigènes se vêtir satisfait très bien à ces diverses conditions.

En effet l'Arabe porte un vaste manteau de laine blanche, à capuchon (burnous); il peut, au besoin, s'en envelopper de la tête aux pieds, et s'en faire un écran à la fois préservateur contre l'agression d'une insolation trop vive et contre le refroidissement rapide auxquels l'exposerait un brusque changement de temps; mais quand la température est modérée, il le laisse ouvert et en rejette les pans en arrière de ses épaules, tandis que sa veste légère, qui recouvre une chemise de coton, lui protége le tronc. Un caleçon, à larges plis, lui garantit les cuisses; et son ventre est uniformément comprimé sous l'étoffe plusieurs fois doublée d'une longue ceinture.

Notre costume diffère trop de celui de l'indigène pour qu'il ne soit pas ridicule d'en proposer l'adoption aux Européens. A son défaut, cherchons-lui des équivalens empruntés à nos modes.

Les Européens feront bien de se couvrir la tête d'un chapeau de paille, ou de feutre gris ou blanc à larges bords et percé de trous.

L'usage de la flanelle sur la peau, soit en gilet, soit simplement, ce qui est moins coûteux, en ceinture soutenue par des bretelles, est une excellente précaution à prendre contre les suites possibles (diarrhée, dysenterie, hépatite, douleurs rhumatismales) du rerefroidissement de la sueur, dont, pendant les premiers mois surtout de l'arrivée, leur peau est sans cesse baignée. On sait que cette ceinture fait partie des objets d'habillemens de toute l'armée. Ce vêtement ne doit jamais être quitté que pour être remplacé sur-le-champ, quand il est malpropre. M. le professeur Michel Lévy (1) propose de substituer le coton à la flanelle, dont, en effet, quelques personnes supportent difficilement le contact irritant sur la peau, où elle développe des sueurs excessives, et, par suite, l'éruption, au moins très incommode, dont nous avons déjà parlé (gale bédouine). Cette substitution aurait, en outre, le précieux avantage, pour les classes peu ai-

(1) *Traité d'Hygiène publique et privée*, t. 1er, p. 532.

sées, d'être économique. On comprend cependant que ces deux tissus peuvent, selon les cas, trouver chacun leur application opportune : ainsi la flanelle serait préférée dans les circonstances où, l'irritabilité intestinale étant excessive, on voudrait trouver, dans ce vêtement, un moyen dérivatif; chez ceux au contraire qui jouissent du complet équilibre de leurs fonctions, le tissu de coton remplacerait peut-être utilement celui de laine.

Le linge de toile étant meilleur conducteur du calorique que celui du coton, la sueur s'y refroidit plus vite; d'où le précepte de préférer, en Algérie, pour linge de corps, le calicot à la toile.

L'étoffe des habits sera légère et de couleur claire. Ce vêtement sera fait de façon à ne pas comprimer les surfaces sur lesquelles il sera appliqué. La forme dite *paletot* est celle qui est la plus commode, en même temps que la plus hygiénique ; une blouse en grosse toile de coton conviendra pour les ouvriers. Nous recommanderons aux journaliers qui, à la nuit tombante, viennent en ville, et quelquefois d'assez loin, le corps tout en sueur, de se précautionner d'un vêtement qui remplisse l'office de ces pièces d'étoffe dont s'enveloppent, au soleil comme par le froid, les Espagnols et les Maltais. Une veste à capuchon, ou autrement un caban, leur conviendra parfaitement, sans trop heurter nos habitudes vestimentales.

Il n'y a rien de plus contraire à l'hygiène de l'acclimatement aux pays chauds, que l'usage des cravates qui, en étranglant le cou, autour duquel elles forment un bain perpétuel de sueur, congestionnent le cerveau, embarrassent la circulation de retour, et prédisposent aux apoplexies et aux fièvres cérébrales (méningites). Les Européens devront se borner, en été, à porter des cravates molles et nouées largement.

Il est extrêmement gênant, dans un pays chaud, de se sentir comprimé, selon le sens vertical, par les efforts contentifs des sous-pieds et des bretelles, étirant, chacun de leur côté, cette double gaîne plus ou moins étroite qu'on appelle un pantalon européen. Des pantalons à plis, avec ceinture fixée sur les hanches, comme fait le caleçon des indigènes, au moyen d'une coulisse serrée légèrement ou d'une boucle, serait beaucoup plus convenable pour l'Algérie.

Les vieux Africains ont généralement adopté la bonne habitude de porter en toute saison des pantalons de drap; ceux en tissus d'été, bons pendant le jour, ne préservent pas assez de la fraîcheur du soir, ni des variations de température, si brusques dans les localités accidentées; souvenons-nous, à ce propos, du vêtement de laine des indigènes, qui ne les quitte jamais, quelle que soit la saison.

## C. Soins à donner à la peau.

Dans les pays chauds, où le rôle de la peau est très actif, et où les résidus de l'évaporation sudorale encombrent les pores d'une matière grasse qui diminue leur perméabilité, il importe d'y entretenir la plus grande propreté. Et d'ailleurs, l'intégrité des fonctions de cette membrane est une des conditions qui garantit le mieux de la diarrhée et de la dysenterie.

Des bains tièdes ou presque froids seront pris, une ou deux fois par semaine, pendant les deux premiers mois qui suivront l'arrivée. Par là, l'exaltation cutanée perdant ce qu'elle avait d'excessif, les sueurs seront moins copieuses, et l'éruption que ces circonstances entraînent sera moins imminente ou plus modérée.

Un établissement de *bains publics* serait, à notre avis, une création très utile à Alger ; car le prix élevé d'un bain empêche la classe ouvrière, qui afflue dans cette ville, de profiter de ce moyen préservatif si précieux pour les arrivans.

Recommander les bains tièdes et tempérans aux nouveaux venus, c'est implicitement rejeter, au moins pendant la première période de l'acclimatement, l'usage des bains de mer. Nous pensons, d'après plusieurs faits que nous avons nous-même observés, qu'à l'époque de l'arrivée, il serait peu prudent de prendre ces bains si éminemment toniques. Cette opinion, du reste, est celle aussi de M. le docteur Sigaut (1), médecin qui a pratiqué au Brésil, dont le climat diffère peu de celui de l'Algérie. Pour notre compte, nous avons vu souvent des militaires, nouvellement débarqués, contracter, à la suite de ces bains pris ainsi inopportunément, des affections du foie, de l'intestin et de la peau (diarrhée, dysenterie, ictère, urticaire). Et qu'y a-t-il d'ailleurs d'étonnant dans ces effets morbides consécutifs à l'usage des bains de mer, chez les arrivans, quand on songe au refoulement brusque que doit éprouver, sous l'impression subite et relativement si froide de l'eau de mer, le sang porté vers la périphérie? quand on songe, en outre, à l'action nécessairement irritante sur la peau déjà surexcitée, d'une eau chargée de sel marin, et à la réaction dont le refroidissement vif et subit de cette membrane pourra être la suite?

Quoi qu'il en soit, et bien que certains arrivans, en petit nombre toutefois, ne se trouvent pas mal des bains de mer, ce ne sont là que d'heureuses exceptions qu'il ne faudrait pas invoquer contre une règle générale déduite de plusieurs observations, et approuvée aussi, ce me semble, par la raison physiologique. Je pense donc qu'il est au moins rationnel et prudent de s'abstenir de ces bains pendant les deux ou trois

(1) *Topogr. méd. du Brésil, 1846.*

premiers mois; il faut attendre, pour ne courir aucun risque, que l'économie insurrectionnée soit rentrée dans le calme; il faut enfin commencer à être *acclimaté.* Une fois l'acclimatement obtenu, on en retirera, au contraire, des avantages très réels.

L'après-midi et le matin, un peu après le lever ou un peu avant le coucher du soleil, seront pour cela les momens les plus favorables. Il est bien entendu que l'estomac sera libre de tout travail digestif, et qu'avant d'entrer dans l'eau, on attendra que la sueur ait séché. Il faudra s'y plonger sans hésitation; n'y pas demeurer immobile; ne pas y séjourner plus d'un quart d'heure; et, à la première sensation pénible de froid, il faudra se rhabiller.

Tous ces bains, chauds ou froids, n'empêcheront pas, les ablutions quotidiennes d'usage. Il y aura même, pendant les chaleurs, avantage à renouveler celles-ci plusieurs fois par jour. L'habitude d'emprisonner nos pieds dans des chaussures étroites et imperméables, ce qui y provoque une sueur fétide dont la résorption nuirait à la santé, fait une obligation urgente aux Européens, de soigner spécialement, à l'exemple des Arabes, la propreté de ces parties du corps.

*Bains maures.* Les Européens trouveront aussi, dans l'usage des bains maures, comme font encore les indigènes, un excellent moyen d'entretenir les fon[illegible] de la peau, d'en purger les pores, d'en faciliter les exhalations; et le massage auxquels ils se soumettront, stimulera favorablement leur circulation et assouplira leurs muscles. Cependant les personnes très sanguines et sujettes aux congestions cérébrales, devront s'en abstenir.

## D. Alimentation.

Dans les préceptes hygiéniques relatifs à l'acclimatement, distinguons toujours avec soin, et ici plus encore qu'ailleurs, les règles qui sont applicables aux Européens nouvellement arrivés, de celles qui doivent guider les Européens déjà acclimatés.

Parmi les phénomènes d'insurrection fonctionnelle qu'éprouvent tous les arrivans, l'augmentation du besoin de manger est, par sa fréquence, l'un des plus saillans.

Les Européens se tiendront en garde contre le danger de cette augmentation d'appétit, et même ils se pénétreront de ceci, savoir: qu'une quantité d'alimens qui, dans leur pays, n'était que suffisante pour entretenir la santé, devient, quand on arrive dans un pays chaud, un *excès relatif* capable de nuire.

A leur arrivée en Afrique, ils devraient donc s'appliquer plutôt à en réduire la quantité et les qualités nutritives, qu'à céder à l'entraînement, difficile à vaincre chez l'homme du nord, des instincts gastriques.

Ils s'épargneraient par là bien des diarrhées, bien des dysenteries qui, comme nous savons, ont ici pour cause fréquente, la digestion incomplète d'alimens trop substantiels, eu égard à la capacité digestive actuellement affaiblie de l'intestin.

Toutefois, ceci étant posé en thèse générale, comme tout changement brusque d'habitude, dans la manière de se nourrir, peut nuire, et que d'ailleurs l'activité musculaire à laquelle se livre l'arrivant, poussé qu'il est par la curiosité de tout voir, et stimulé aussi, dans son innervation, par la nouveauté de tout ce qui frappe ses sens, lui permet momentanément *d'acquérir* en proportion de ce qu'il *dépense*, c'est-à-dire de manger en proportion de ce qu'il perd; et puisqu'enfin nous ne sommes pas ici sous le climat torride du Sénégal, nous croyons pouvoir conseiller à l'Européen nouveau venu de ne changer d'abord que très peu de chose à son régime habituel d'Europe. Seulement il fera bien, si ses digestions venaient à languir, comme l'en avertirait une atteinte de diarrhée, ou bien l'empâtement de la bouche, avec perte d'appétit et débilité générale (embarras gastrique), état contre lequel il est imprudemment porté à diriger des stimulans de toutes sortes, il fera bien de recourir immédiatement à des alimens légers. La pratique contraire si généralement usitée par les peuples du nord transportés dans les pays tropicaux, les expose à une mortalité effrayante.

Mais d'un autre côté, une diète trop exclusivement végétale a ses inconvéniens : si elle garantit la santé, elle soutient moins l'organisme, et elle le rend, dès qu'il s'affecte, plus lent à se relever. Un régime mixte composé, autant que possible, de viandes rôties, de volaille, de poisson associés aux légumes, comme font, d'après ce que nous avons dit déjà, les indigènes aisés du littoral, est donc, en dernière analyse, le plus convenable à suivre.

L'usage modéré des fruits mûrs, loin d'être nuisible en Algérie, est, au contraire, très favorable. Ils constituent, à la fois, un aliment et une boisson agréables et rafraîchissans. Mais on comprend que, ingérés à forte dose, et sans avoir atteint leur complète maturité, ils occasionneront la diarrhée et la dysenterie. On sera réservé sur l'usage des melons et des pastèques, dont la fraîcheur et le goût sucré entraînent quelquefois à des excès dont le résultat est encore la diarrhée.

Il y a un préjugé populaire qui place la *figue de Barbarie* parmi les remèdes les plus efficaces à opposer à la diarrhée et à la dysenterie. C'est une erreur contre laquelle il importe de se tenir en garde. Ce qu'il y a de beaucoup plus positif, c'est que l'ingestion, en trop grande quantité, de ces fruits, dont les graines sont très nombreuses, a souvent occasionné des constipations douloureuses et opiniâtres, provenant de l'agglomération, dans l'intestin, d'une masse de leurs semences. Un lavement légèrement purgatif est le remède à opposer à cet accident.

## E. Boissons.

Les pertes abondantes qui s'opèrent par les sueurs et par l'exhalation bronchique, en diminuant considérablement la quantité des fluides de l'économie, sont une des principales causes de la soif qui tourmente les Européens.

L'eau mêlée à du vin est, pour les repas, la meilleure boisson qu'ils pourront prendre. Aux gros vins alcooliques de Provence, ils préfèreront les vins légers. Pour les personnes aisées, ceux des crus de Bordeaux seront les plus convenables.

Dans l'intervalle des repas, la limonade, préférable pour la première période de l'acclimatement, deviendra, plus tard, trop débilitante, et alors elle sera utilement remplacée par une boisson composée d'un seizième de litre d'eau-de-vie ou d'un huitième d'infusion ordinaire de café par kilogramme d'eau. Ces deux espèces de boissons sont excellentes pour calmer la soif; elles stimulent favorablement le système nerveux, et en particulier le cerveau; elles relèvent les forces, les soutiennent et diminuent les transpirations.

L'habitude, trop familière à certains Européens, de

boire, tous les jours à jeun, et souvent à diverses heures de la journée, des liqueurs et particulièrement de l'absinthe ou de l'eau-de-vie, est des plus nuisibles à leur santé. Ces boissons causent une excitation générale et une demi-ivresse plus ou moins promptement suivie de lassitude et d'un affaissement qu'on dissipe, pour un instant, à l'aide de nouvelles doses dont l'action tonique immédiate est tout aussi fugace, mais dont les effets consécutifs persistent davantage. Chez les individus voués à ce funeste penchant, l'estomac s'irrite, l'appétit se perd, l'innervation se pervertit, et nous avons vu des personnes, à la suite de ces perpétuelles libations, après être tombées dans l'abrutissement et avoir usé leurs facultés, arriver à l'aliénation mentale ou succomber à des phlegmasies du cerveau, quand l'intestin avait pu résister à tant d'assauts réitérés.

C'est surtout à l'époque de leur arrivée que nous recommanderons aux Européens de s'abstenir de toute boisson excitante, aussi bien que de mets fortement épicés. Plus tard, c'est-à-dire quand l'acclimatement, une fois accompli, aura abaissé la vitalité à ce qu'elle doit être dans les pays chauds, il sera utile, au contraire, de mêler aux boissons des doses modérées d'alcooliques, et, aux alimens, comme font les indigènes et les nationaux du midi, une petite quantité de poivre, de piment, d'ail ou d'ognons.

Les boissons à la glace seront salutaires; mais encore ne faut-il pas les engloutir avidement et en quantités trop fortes, surtout le corps étant en sueur, comme, malgré nous, si nous en ignorons les conséquences, une soif excessive nous entraîne à le faire Nous avons vu de violentes coliques, des diarrhées cholériformes, c'est-à-dire avec vomissemens répétés et la dysenterie, être la suite de l'ingestion de ces boissons bues trop froides et sans précaution.

Les eaux dont il sera le plus convenable de faire usage pour les besoins domestiques, sont les eaux de source fournies par les fontaines. Les personnes aisées ne devraient boire celles de citerne qu'après les avoir passées à travers un filtre au charbon qui les purifierait, et après les avoir rendues plus légères, en les aérant soit par l'agitation, soit par une exposition de quelque temps à l'air libre.

Dans tous les cas, on reconnaîtra que l'eau est potable et de bonne qualité, quand elle sera fraîche, incolore, limpide, sans odeur ni saveur, et quand elle dissoudra bien le savon et cuira complètement les légumes.

On trouve hors des villes, c'est-à-dire dans les plaines, certaines eaux plus ou moins mauvaises, dont il faut pourtant quelquefois, à défaut d'autre, se servir pour étancher la soif. Ainsi, dans les plaines basses, il est des ruisseaux ou rivières bordés de joncs ou de roseaux, dans lesquels roule une eau presque stagnante, fétide et souvent saumâtre. Ailleurs, ce sont des mares ou des flaques croupies, dans lesquelles, parmi une foule d'insectes et d'infusoires, vivent des sangsues et des grenouilles; plus loin surtout vers le Désert, ce sont des lacs d'eau salée dont la limpidité a souvent trompé la joie de nos soldats, heureux d'avoir cru trouver, après plusieurs jours de privation sous un soleil dévorant, de quoi rassasier le plus impérieux de tous les besoins, la soif.

Lorsqu'on n'a qu'une mauvaise eau pour se désaltérer, il faut, à la manière des Arabes, au lieu de la boire, se borner à s'en humecter la bouche, l'y laisser quelque temps sans l'avaler, et s'en mouiller à plusieurs reprises la figure et les mains; et si enfin on ne peut résister au besoin d'en avaler, il faut au moins la passer à travers un linge qui la purgera des matières organiques en suspension, et des petites annélides filiformes que nous avons déjà signalées, et qui pourraient, en s'attachant à la gorge, provoquer des hémorrhagies.

Il faut, du reste, en Algérie, apprendre, pendant la saison chaude, à résister à la soif; en buvant peu on supporte beaucoup mieux, et plus longtemps, l'exercice musculaire, et surtout, on se préserve de la diarrhée et de la dysenterie, affections qui ont fréquemment aussi, pour cause déterminante, l'ingestion d'une eau tiède, croupie, plus ou moins saumâtre. L'homme ainsi gorgé de boisson, fond en sueur, éprouve de la défaillance, des nausées; et à supposer qu'il ne devienne pas tout-à-fait malade, il perd momentanément la faculté de se mouvoir. On remarque dans l'armée, que les soldats les plus valides et les meilleurs marcheurs sont généralement ceux qui ont pu s'habituer à peu boire.

## F. Exercice des sens, des mouvemens musculaires et des facultés intellectuelles.

Tout organe vivant réclame toujours, pour rester sain, une quantité de repos proportionnel à l'activité qu'il a développée : or, aucun appareil ne fatiguant plus, chez l'immigrant dans un pays chaud, que celui de l'innervation, il s'en suit la nécessité de lui accorder plus de repos qu'on ne le faisait en Europe. L'attitude horizontale et le *far niente* dont l'Africain fait un si large usage, sont, chez lui, moins l'effet d'une paresse blâmable que l'expression d'une nécessité physiologique qu'il subit, et à laquelle l'Européen qui vient habiter ce pays ne saurait complètement se soustraire sans exposer sa santé.

En Europe, la dépense poussée à l'excès des forces musculaires, peut, jusqu'à un certain point, se réparer par un repas substantiel. Il n'en est pas tout-à-fait de même dans les pays chauds : la langueur ou l'irritabilité des organes digestifs, sous ces climats, interdisent ce procédé de réparation. C'est spontanément, c'est dans le silence de toute fonctionnalité, qu'alors l'innervation se relèvera le mieux.

Suivons donc ici encore les avis si souvent salutaires de l'hygiène des Arabes, et, en général, des peuples méridionaux qui, dans leur pays, et pendant le fort des chaleurs, ont l'habitude de suspendre leur travail et de faire journellement une heure ou deux de *sieste*. Après ce moment de sommeil pris au milieu du jour, l'esprit sera plus dispos, ses opérations seront plus faciles et ses allures plus souples; les sens reposés de leur activité fébrile enverront des impressions plus nettes au cerveau qui les percevra plus correctement ; les muscles auront retrouvé, durant cette période de relâchement, l'aptitude au développement de nouvelles forces. Mais si on a laissé franchir à l'innervation les limites d'une saine activité, ce qui arrive quand la fatigue et l'insolation ont été trop prolongées, les organes de la vie nutritive s'énervent à leur tour, et entre autres le tube digestif qui n'en devient que plus facilement affectible, en même temps que des irritations nerveuses (névralgies, migraines, manies), des congestions, ou même des phlegmasies de l'encéphale sont imminens. On a vu plus haut que des militaires, expéditionnant dans l'intérieur de l'Algérie et exposés à l'action des ardeurs de l'été, tombaient frappés de coups de sang, ou terminaient leur vie par un délire furieux et le suicide.

Mais les effets de l'activité excessive du système nerveux, chez l'Européen transporté en Algérie, sont loin d'atteindre toujours ce degré d'énergie. Dans une mesure plus modérée, ils s'expriment par les caractères qui appartiennent au tempérament nerveux exagéré; or, c'est cette forme de santé que présentent la plupart des acclimatés au pays. Ainsi, on remarque chez eux une mobilité d'humeur qu'ils n'éprouvaient pas en Europe; ils passent soudainement et sans motif de la gaîté à la tristesse; quelques-uns deviennent susceptibles, intolérans; d'autres tombent dans l'indifférence et dans une sorte de collapsus de l'âme, états nerveux que dissiperont rapidement les joies de la famille et l'influence toute-puissante du climat natal.

Pour maintenir l'innervation dans de justes bornes, une des précautions les plus essentielles à prendre, c'est de contracter l'habitude de se coucher tôt, par exemple, une heure ou deux après la disparition du soleil, mais aussi d'avoir soin de se lever presque en même temps que cet astre.

Tout le monde sait qu'un lit mou est malsain dans les pays chauds; il concentre autour du corps une chaleur extrême, provoque de fatigantes sueurs, porte le sang à la tête, agite le sommeil et lui ôte son pouvoir bienfaisant ; les lits de plume devraient être proscrits au moins pendant la saison chaude. Et, sans se conformer précisément à l'usage, par trop primitif pour nous, des indigènes qui, fort souvent, se contentent de simples nattes étendues par terre, les Européens feront bien de s'habituer à dormir sur la dure, ou au moins sur des matelas de crin.

Les moustiques qui, chez les arrivans surtout, sont, après la chaleur, un des obstacles les plus fâcheux à un bon sommeil, seront éloignés au moyen d'un rideau de gaze très légère ; mais un moment vient où ces animaux semblent renoncer à leurs piqûres, et où la peau devient réfractaire à leur venin. Cette époque arrivée, il y aura avantage à rejeter la moustiquaire, qui, quelque légère qu'en soit l'étoffe, emprisonne toujours plus ou moins l'atmosphère ambiante.

## § 2.

## PRÉCEPTES SPÉCIAUX.

### A. Hygiène des localités marécageuses.

La nécessité pour quelques personnes, pour les cultivateurs particulièrement, d'habiter les localités marécageuses, les expose au danger de contracter des maladies dans lesquelles l'influence climatérique n'entre que comme un fâcheux auxiliaire et à titre de condition aggravante.

L'extrême humidité de l'air dans ces localités insalubres; l'existence, au sein de ce fluide, des principes producteurs de la fièvre intermittente; les brouillards qui, sitôt que le soleil quitte l'horizon, s'étendent sur le sol et compriment, sous leur voile épais, la liberté des exhalations dépuratoires de la peau, tandis que, de leur côté, la chaleur ressentie pendant le jour, l'état de fatigue du corps, l'insuffisance de l'alimentation et l'état de sommeil augmentent le pouvoir de l'absorption, toutes ces circonstances exigent des précautions particulières.

Et d'abord, il serait bon, pour simplifier autant que possible les effets de leur fâcheuse influence, de n'habiter ces localités que quand déjà on commence à s'acclimater, et quand l'état de la santé est satisfaisant. On ne s'habitue pas entièrement, nous l'avons dit, à l'action des miasmes des marais, et même, une fois frappé de leur action, si on continue à séjourner dans ces lieux, on altère de plus en plus sa constitution.

Nous avons vu que l'Arabe, qui bivouaque avec le soldat européen dans une même localité à fièvre, n'est à l'abri que jusqu'à un certain point de cette maladie.

C'est dans des localités semblables qu'il importe surtout d'élever les constructions au-dessus du sol, et, autant que possible, de n'habiter que les étages supérieurs dont les fenêtres devront être tenues fermées pendant la nuit. Dans le cas où l'habitation d'une chambre étroite par beaucoup d'individus, obligerait à laisser pendant la nuit une fenêtre ouverte, il faudrait au moins, s'il était possible, éviter d'ouvrir celle qui se trouve dans la direction du vent régnant. Un peu de feu sera fait de temps en temps, le soir en se mettant au lit, au risque d'avoir trop chaud et de provoquer des transpirations qui, à supposer même qu'elles ne soient pas salutaires, ne seront jamais aussi nuisibles que le froid humide. L'usage que nous avons recommandé de la flanelle sur la peau, contribuera à entretenir à la périphérie une stimulation utile. L'ouvrier, en revenant du travail, à la nuit tombante, et le corps tout en sueur, redoublera de soins contre la fraîcheur pénétrante du soir; il s'enveloppera bien de ses vêtemens.

Le régime alimentaire devra être plus généreux et plus alcoolisé; l'ail et l'oignon y seront particulièrement mis en usage. L'habitant des marais ne sortira pas de chez lui le matin, sans avoir pris, soit une tasse de café bien chaud, soit une soupe au café, soit enfin, à son défaut, une infusion amère de petite centaurée, plante assez commune dans le pays; ou enfin une boisson aromatique quelconque (thé, tilleul, feuilles d'oranger) qui stimule légèrement la circulation et porte à la peau. L'usage du tabac à fumer sera également salutaire.

L'Européen forcé, par les circonstances, de passer la nuit en plein air dans un endroit marécageux et d'y coucher sur le sol, choisira un monticule de préférence à un endroit déprimé; il évitera tout contact direct entre sa peau et la terre humide et froide; il étendra sous lui soit un lit de branches d'arbres, soit plutôt un tissu imperméable, une peau de mouton, par exemple. Parmi les plantes qui pourront lui servir de couche isolante, il évitera celles qui auront été recueillies dans le voisinage des eaux stagnantes, et qui seront imprégnées de vase (joncs, roseaux, lauriers-roses). L'omission de cette précaution a été plusieurs fois suivie d'accidens. Il s'enveloppera d'une couverture de laine, dont il fera bien, à l'instar des Arabes qui couchent à la belle étoile, de se jeter un coin par dessus la tête, autant, on le conçoit, que le tissu n'en sera pas assez dense pour empêcher le passage de la quantité d'air nécessaire à la respiration.

Les maladies contractées dans les localités paludéennes, et qui se montreront rebelles, réclameront impérieusement un changement de domicile et le transport de l'habitation sur les montagnes, ou mieux encore, vers les collines du litoral.

## B. Hygiène des professions.

Les professions auxquelles se livrent les Européens en Algérie peuvent être ramenées à deux genres. Dans les unes, il y a prédominance du développement de l'activité intellectuelle, dans les autres, prédominance de l'activité musculaire.

1° *Professions intellectuelles.* L'exercice excessif de la pensée entraîne ici un affaissement plus rapide qu'en Europe, de la vie cérébrale. Quand on s'obstine à soutenir l'étude comme on le faisait sous un climat tempéré, on se sent plus souvent le besoin de suspendre son travail et de relever l'activité du cerveau par l'usage plus fréquent, et, pour le dire en passant, plus inoffensif ici que dans nos climats, du café. Mais cette stimulation passagère ne saurait se répéter longtemps, sans réclamer enfin l'intervention du pouvoir vraiment réparateur du sommeil. C'est surtout le matin que les hommes de cabinet travailleront le mieux. Nous savons tous combien en été les chaleurs rendent paresseux à penser comme à parler. Pendant les courses auxquelles alors se livre l'armée, nous avons remarqué, dans les rangs, une taciturnité qui ne cessait qu'à l'instant où, avec le frais du soir, arrivaient le repos et les causeries du bivouac. Rien surtout n'use autant l'innervation, dans un pays chaud, que l'association des fatigues intellectuelles et des fatigues physiques. Malheur à celui que la loi de ses devoirs soumet à cette double influence et qui contracte alors des maladies! L'économie épuisée a perdu son ressort, et si elle est atteinte, c'est souvent sans ressource. Ainsi ont été frappés successivement, dans ces dernières années, à la suite de leur inspection médicale de l'Algérie, Larrey, Antonini et Gasté.

2° *Professions manuelles.* Livrés à eux-mêmes et aux seules inspirations de leur hygiène instinctive dont la devise est *repos et sobriété*, les Arabes supportent leur saison chaude sans en être sensiblement affectés. Mais les fatigues auxquelles sont soumis les indigènes au service de l'armée, deviennent, pour ces derniers, la source de plus de maladies que n'en éprouvent leurs compatriotes, exerçant des professions civiles qui ne les ont pas sortis de leurs habitudes.

Il est assez difficile, dans l'étude qu'on veut faire de l'influence des professions manuelles sur la santé des Européens en Algérie, de séparer, quand des maladies surviennent, les effets produits par le climat de ceux qui émanent de l'influence du sol marécageux; car il se trouve justement que les individus, voués en Algérie à ces professions, s'exposent presque toujours à la fois au soleil et aux influences paludéennes. Ainsi font les cultivateurs, les faucheurs, les terrassiers, qui, en grande majorité, se composent d'hommes du nord ou d'Allemands; et si on constate, chez les maçons, les tailleurs de pierre, les chaufourniers, plus de résistance aux maladies de l'Algérie, il faut, dans ce privilége dont ils jouissent, tenir compte de deux circonstances : 1° C'est qu'ils travaillent le plus ordinairement dans les villes, c'est-à-dire en des lieux plus sains, où ils peuvent aussi se procurer plus de bien-être; 2° C'est qu'ensuite, originaires d'une latitude plus méridionale (car cette classe d'ouvriers se compose plus particulièrement d'Italiens et d'Espagnols), le climat, auquel ils savent aussi mieux s'accommoder, a sur eux moins de prise que sur les peuples du nord, chez lesquels, encore une fois, la profession de cultivateur et le travail plus pénible de l'acclimatement, impliquent beaucoup plus de chances de maladies.

Il faudrait donc, pour être d'accord avec les exigences de l'hygiène, qu'il fût possible d'employer aux travaux de la plaine les naturels des contrées méridionales de l'Europe, de préférence aux gens du nord, dont on tirerait certainement meilleur parti pour les travaux du littoral. Malheureusement l'ordre naturel des conditions d'exploitation agricole du sol de l'Algérie est diamétralement opposé à cette pratique : les colons du nord étant plus cultivateurs que ceux du midi, seront long-temps encore fatalement voués à subir les plus mauvaises influences du pays; aussi doivent-ils s'appliquer particulièrement à réagir, par des réformes hygiéniques immédiates, et par l'observance plus sévère de nos préceptes, contre les inconvéniens attachés à leur nationalité et à leur genre de profession.

## C. Hygiène de l'enfance.

Si l'allaitement artificiel n'était pas rendu impossible, en Algérie, par la promptitude extrême avec laquelle le lait s'y altère, il faudrait encore y renoncer, à cause du peu de chances qu'on a, dans ce pays, d'élever les enfans par ce moyen. On voit fort souvent la dysenterie, ou le ramollissement gélatiniforme de l'estomac, être la suite de cette vicieuse manière de les nourrir.

D'autre part, il est parfois très difficile ici, pour une Européenne du nord, de nourrir l'enfant qu'elle a mis au monde. Nous voyons des Allemandes qui, certainement, dans leur pays, feraient d'excellentes nourrices, devoir, au bout de quelques mois, renoncer à l'allaitement. Elles s'épuisent à donner à leur enfant un lait séreux et insuffisant, d'où résultent, pour celui-ci, des diarrhées rebelles, dont un amaigrissement lent et toujours croissant, est la conséquence souvent mortelle.

L'Européenne du nord, qui est dans l'impuissance d'allaiter son enfant, devra le confier à une nourrice originaire du midi, à une Espagnole, à une Italienne, ou à une Maltaise. Nous avons trouvé aussi, parmi les indigènes, de bonnes nourrices. Mais dans tous les cas, avant que de faire son choix, il faudra d'abord s'être assuré de la salubrité, souvent fort équivoque, du logement qu'habitent toutes ces femmes; il faudra connaître leurs moyens d'existence, et faire constater, par le médecin, si leur état de santé présente les garanties convenables. La moralité et la profession de leur mari devront même être interrogées. Il faudra, autant que possible, choisir celles dont l'habitation est à la campagne, dans un lieu élevé et bien exposé.

Une alimentation mixte, c'est-à-dire celle qui consistera à la fois dans le lait d'une nourrice et dans l'usage de soupes ou autres alimens, est une pratique funeste dans les pays chauds, et reste rarement impunie; peu d'enfans en réchappent.

Il ne faut jamais, en Afrique, sevrer les enfans avant quinze ou dix-huit mois, et ne point le faire en été, surtout pendant le travail de la dentition, période très critique ici de la vie de ces petits êtres.

Un air pur et une habitation salubre leur sont aussi indispensables qu'une alimentation appropriée à leur frêle nature. C'est avec raison que l'honorable médecin en chef de l'hôpital civil d'Alger (*Statistique médicale d'Alger*) s'élève contre la mauvaise habitude qu'ont les Européens de trop couvrir leurs enfans. On les accable ainsi d'une chaleur à laquelle le climat n'a déjà que trop surabondamment pourvu. J'avoue qu'à l'époque de mon arrivée en Algérie, imbu de l'idée du danger, réel en Europe, de laisser les enfans trop peu couverts, et instruit des accidens graves dont, chez le peuple surtout, cette incurie devient souvent la cause, j'étais effrayé de voir courir, littéralement nus, des enfans qui jouissaient cependant de la plus belle santé. Ce n'est pas non plus sans crainte qu'ayant confié à une nourrice de la campagne un enfant très délicat, je le voyais, même pendant la saison tempérée, être sans cesse exposé par elle à l'air du dehors, n'ayant d'autre vêtement qu'une simple chemise ou une robe d'étoffe légère. J'eus à m'applaudir d'avoir abandonné cet enfant à l'instinct de sa nourrice; car il est douteux qu'élevé dans le milieu confiné de nos villes, et dans le duvet dont notre sollicitude l'aurait enveloppé, il fût aussi bien venu. Il ne faut cependant pas pousser l'application de ces principes à l'extrême, et croire qu'on pourra toujours impunément livrer les nouveau-nés à l'action des courans d'air, et à toutes les vicissitudes les plus opposées de l'atmosphère.

C'est surtout dans un pays chaud qu'il faut recommander aux nourrices de ne jamais coucher leur nourrisson avec elles. Un berceau à claire-voie sera préférable à une couchette à panneaux pleins. Ce lit sera élevé du sol, à une hauteur convenable pour ne pas être exposé à recevoir les puces, et pour dominer la couche inférieure, toujours plus ou moins insalubre, de l'atmosphère d'une chambre tenue close pendant sept ou huit heures, et où plusieurs personnes ont passé la nuit. Une moustiquaire en tulle, teinte en vert ou en bleu, est ce qui conviendra le mieux pour garantir les enfans contre la piqûre des cousins. Le crin ou même la paille de maïs, en matelas et en oreiller, sera préférable à la laine, et surtout à la plume. Les langes seront en coton; et nous sommes d'avis qu'il faut y laisser aux membres leurs libres allures. On comprend toutefois que, dans les localités très élevées, où l'hiver se fait sentir presque autant que dans le midi de la France, ces préceptes subiront des modifications que le sens commun a déjà prévues.

Il est bon d'habituer de bonne heure les enfans à prendre des bains. Et nous donnons ce conseil, moins encore peut-être à cause du besoin qu'ils en ont actuellement, quand ils se portent bien, qu'à cause du parti avantageux qu'à l'occasion on en retirera dans les maladies intestinales auxquelles cet âge est si sujet, en Algérie, pendant les périodes orageuses de la dentition; ou bien quand, par l'effet de la chaleur, l'enfant a contracté la *gale bédouine*. Ainsi il peut arriver que, cette éruption troublant son sommeil, la nourrice cherche à calmer ses cris en présentant fréquemment le sein; l'enfant se tait bien un moment, mais la surcharge d'aliment qui en résulte, lui fatigue l'intestin et peut y déterminer une irritation bientôt suivie de la disparition des rougeurs de la peau, lesquelles sont alors remplacées par la diarrhée ou de dysenterie. C'est alors que nous conseillerons les bains légèrement excitans. Mais si l'enfant n'en a pas déjà l'habitude, son immersion dans l'eau le saisit et lui arrache des cris qu'on ne veut pas prolonger à cause de son état de maladie; en sorte que, pour les lui épargner, il faut renoncer à un des moyens peut-être les plus efficaces à employer dans cette circonstance, ce qui n'aurait pas lieu si on l'y avait préparé par une éducation préalable.

## CHAPITRE III.

### PRÉCEPTES RELATIFS

à l'époque du retour en Europe.

L'Européen qui a passé de longues années en Algérie, et qui a fini par bien s'acclimater est, à son retour en Europe, exposé à de nouveaux périls contre lesquels une bonne hygiène peut encore le prémunir.

Bien portant ou malade, il faut, en général, pour quitter l'Algérie, choisir le commencement de l'été.

S'il arrivait qu'on dût partir plus tôt, pour cause de santé ou autre, on fera bien, avant de pénétrer jusqu'au centre de l'Europe, de séjourner quelque temps en Provence. Cette recommandation s'adresse plus spécialement aux personnes affectées de maladies de l'intestin (diarrhées et dysenteries); car celles qui seront atteintes de débilité générale, suite de maladie prolongée mais étrangère au pays, et dont la convalescence est traînante, ou bien celles qui porteront des engorgemens chroniques des viscères du ventre, reliquats si fréquens des fièvres intermittentes récidivées, pourront, sans autant d'inconvéniens, si elles ont l'attention de se bien vêtir, passer immédiatement d'Alger dans le nord.

On a vu aussi, mais par exception, des personnes guéries, en Afrique, de *diarrhée* et de *fièvre intermittente*, éprouver, à leur arrivée en Europe, des rechutes de ces affections; et, chose bizarre, elles montraient parfois une opiniâtreté qui ne cédait qu'à la condition de rentrer en Algérie. Ces faits sont rares, mais j'ai dû les signaler ici pour prémunir, contre la conclusion trop générale et erronée qu'elles en tireraient, les personnes qui pourraient opposer cet argument au pouvoir curatif très réel du retour en Europe, sur les maladies dont le climat d'Afrique perpétue la convalescence ou compromet la guérison.

Le réveil des fonctions digestives, stimulées par l'alimentation meilleure et plus variée de nos pays d'Europe, et par la richesse d'un air plus dense, dont le pouvoir vivifiant active les mouvemens de la nutrition, de la respiration et de l'absorption intestinale, est une source de jouissances à laquelle l'Européen, de retour dans son climat natal, puise souvent outre mesure. Et là encore, il faut, sans pourtant se rendre le martyr de sa docilité méticuleuse à un code d'hygiène qui a dû tout prévoir, mais dont les perpétuelles tyrannies, si on en avait sans cesse les lois présentes à l'esprit, seraient pires que les maux eux-mêmes qu'elles veulent empêcher, il faut, dis-je, se tenir en garde contre les séductions de ce changement d'existence. Tel Européen, auquel son appétit excessif avait valu, en Algérie, une dysenterie, verrait, à son retour en Europe, s'il obéissait à l'attrait de sa nouvelle alimentation, son estomac devenir le siége d'une inflammation. Et ces exemples sont loin d'être rares. Ici donc il faut, pour assurer l'équilibre, que l'harmonisation des divers rouages de l'économie avec les nouvelles influences climatériques, s'exécute graduellement; et c'est à cette condition que nous est conféré le privilège du *cosmopolisme* particulier à notre espèce.

FIN.

## ERRATA.

Page 83, TABLEAU DE LA POPULATION INDIGÈNE : ligne 16, 3me colonne, *au lieu de* 153, *lisez :* 173.

Id. Ligne 18, 2me colonne, *au lieu de* 8,665, *lisez :* 8,675.

Id. Ligne 19, 1re colonne, *au lieu de* 63,032, *lisez :* 26,331.

Id. Ligne 19, 2me colonne, *au lieu de* 18,466, *lisez :* 18,467.

Page 191, Ligne 21, *supprimer ces mots :* dans les pays chauds.

Page 152, Ligne 7, *au lieu de ces mots :* des Arabes, *lisez* : les Arabes.

# TABLE DES MATIÈRES.





## PREMIÈRE PARTIE.

### Aperçu topographique et statistique.

CHAPITRE PREMIER.



CHAPITRE DEUXIÈME. — PRODUITS ORGANIQUES DU SOL.



CHAPITRE TROISIÈME.

## DEUXIÈME PARTIE.

### Pathologie.

## TROISIÈME PARTIE.

### Hygiène.

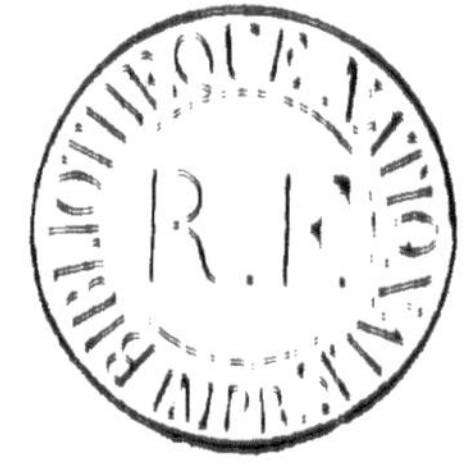

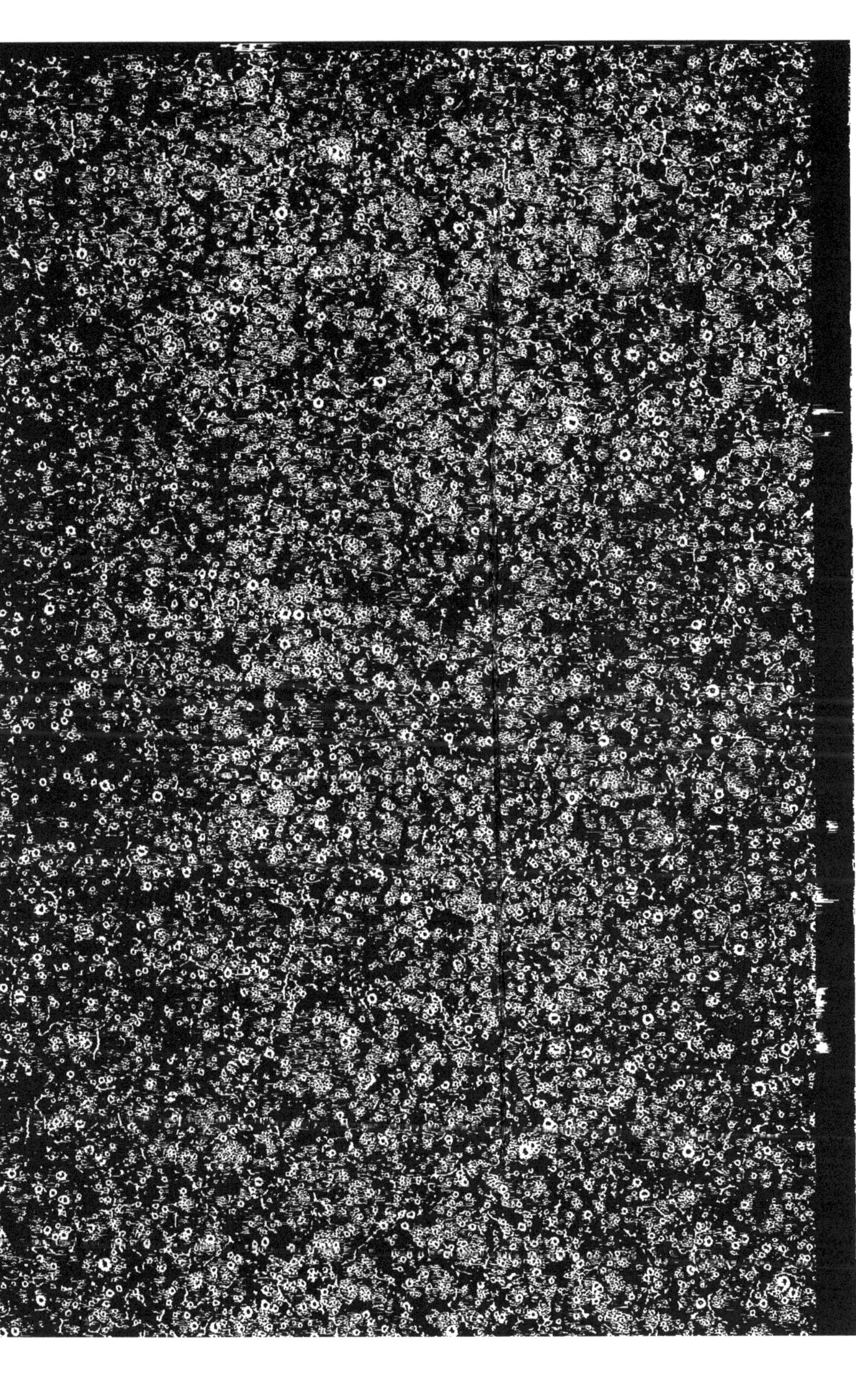

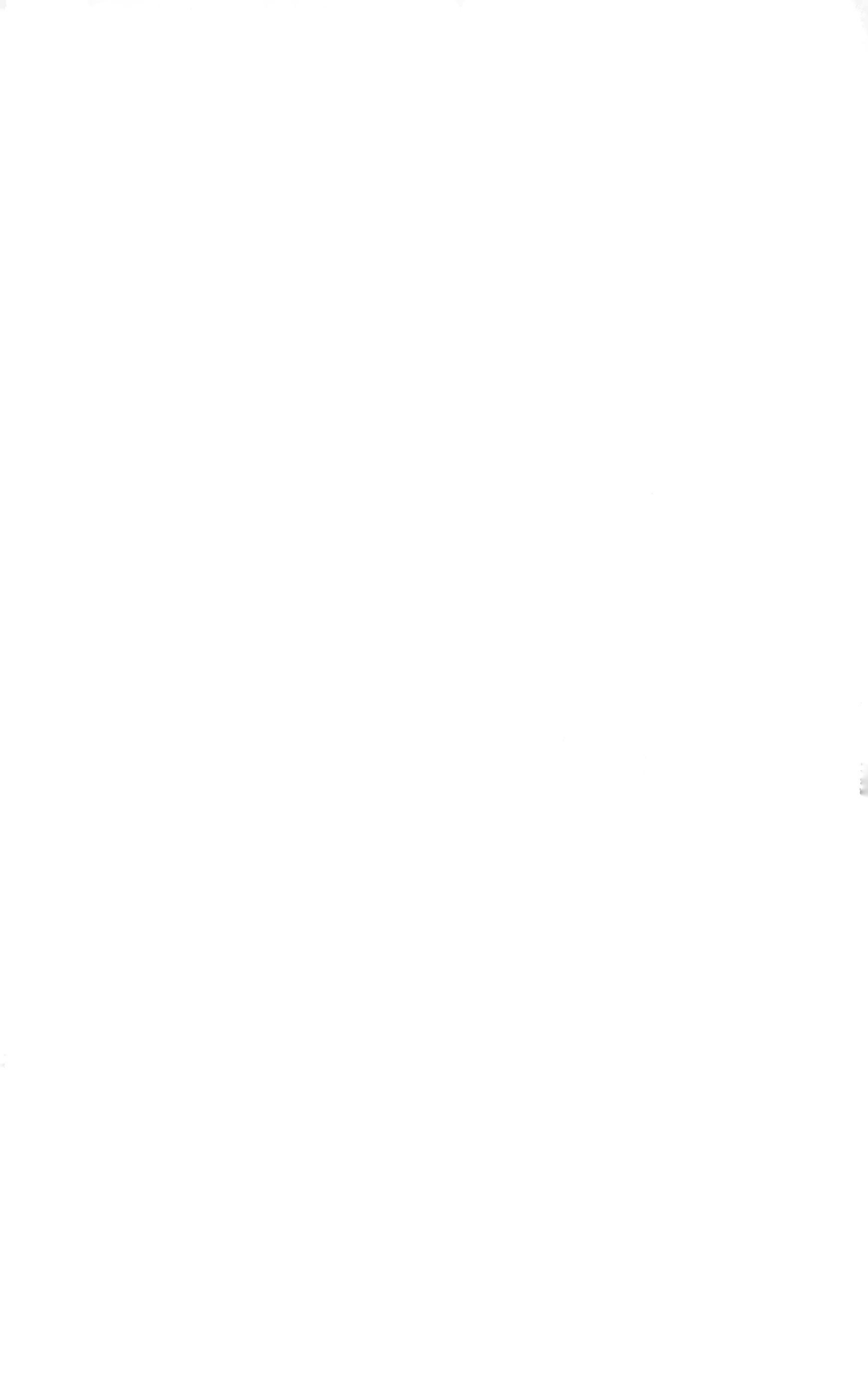

www.ingramcontent.com/pod-product-compliance
Ingram Content Group UK Ltd.
Pitfield, Milton Keynes, MK11 3LW, UK
UKHW020116200726
13856UKWH00002B/578